现代妇产科诊疗精要

李国华 汤顺广 曹　岚 欧海秀 杜方萍 陈　艳 主　编
陈琳琳 焦今文 唐晓燕 副主编

吉林科学技术出版社

图书在版编目（ＣＩＰ）数据

现代妇产科诊疗精要 / 李国华等主编. -- 长春：
吉林科学技术出版社，2024. 5. -- ISBN 978-7-5744
-1366-5

Ⅰ．R71

中国国家版本馆CIP数据核字第 2024MY9531 号

现代妇产科诊疗精要

主　　编　李国华　等
出 版 人　宛　霞
责任编辑　隋云平
封面设计　杨　慧
制　　版　杨慧
幅面尺寸　185mm×260mm
开　　本　16
字　　数　150 千字
印　　张　10
印　　数　1~1500 册
版　　次　2024 年5月第1 版
印　　次　2024年12月第1次印刷

出　　版　吉林科学技术出版社
发　　行　吉林科学技术出版社
地　　址　长春市福祉大路5788 号出版大厦A 座
邮　　编　130118
发行部电话/传真　0431-81629529 81629530 81629531
　　　　　　　　　　81629532 81629533 81629534
储运部电话　0431-86059116
编辑部电话　0431-81629510
印　　刷　三河市嵩川印刷有限公司

书　　号　ISBN 978-7-5744-1366-5
定　　价　60.00元

《现代妇产科诊疗精要》

编委会

主 编

李国华（青岛市黄岛区中心医院）

汤顺广（青岛市黄岛区中心医院）

曹　岚（青岛市黄岛区中心医院）

欧海秀（高密市人民医院）

杜方萍（高密市人民医院）

陈　艳（诸城市中医医院）

副主编

陈琳琳（青岛大学附属医院）

焦今文（青岛大学附属医院）

唐晓燕（青岛大学附属医院）

编 委

朱文娟（莒县人民医院）

刘　坤（山东第一医科大学山东省立医院）

前　言

　　随着科学技术的发展和医疗技术的进步，妇产科诊疗技术与手段也取得长足进步。发展日新月异的妇产科学，无论是理论基础、诊断技术方法还是治疗手段，都在不断与时俱进。为适应医学科学和临床研究迅速发展的形势，妇产科学学科相应也进入一个飞速发展的阶段。本书分别介绍了女性生殖系统炎症、妊娠合并症、异常分娩、分娩期并发症以及产后盆底康复等内容。全书内容丰富翔实，简明扼要，侧重实用性和可操作性，贴近临床妇产科工作实际，适合妇产科工作者及相关专业人员阅读参考。

目　录

第一章　女性生殖系统炎症

第一节　外阴炎

一、非特异性外阴炎

（一）病因

外阴与阴道、尿道、肛门及邻近，经常受到经血、阴道分泌物、尿液、粪便的刺激，如不注意外阴卫生便可产生不同程度的外阴炎。另外，糖尿病患者糖尿的刺激、尿瘘患者尿液的长期浸渍、粪瘘患者粪便的刺激，以及一些物理化学因素的刺激等，加上外阴不洁，穿化纤内裤局部通透性差，局部经常潮湿及经期使用卫生巾的刺激，均可引起非特异性外阴炎。多为混合性感染，致病菌常为葡萄球菌、链球菌、大肠埃希菌及变形杆菌等。

（二）临床表现

外阴皮肤灼热、瘙痒或疼痛，于活动、性交、排尿及排便时尤甚。检查时可见外阴肿胀、充血、糜烂，常有抓痕，严重者可形成溃疡或成片的湿疹，腹股沟淋巴结肿大，压痛，体温可稍升高，白细胞增多。慢性炎症可使外阴皮肤增厚、粗糙、皲裂，甚至苔藓样变。糖尿病性外阴炎由于尿糖有利于真菌生长繁殖，故常并发白假丝酵母菌感染。

（三）治疗

1.病因治疗

积极寻找病因，进行病因治疗，如治疗糖尿病、肠道蛲虫、进行瘘管修补、治疗宫颈炎及各种阴道炎。急性期应减少活动，较重者应卧床休息，避免性生活。必要时，针对致病菌口服或肌内注射抗生素。

2.局部治疗

1：5000 高锰酸钾液坐浴每日 2～3 次，擦干后涂抗生素软膏，如 1%新霉素软膏或金霉素软膏等，也可予以局部物理治疗，如红外线疗法、超短波治疗、微波治疗等。

二、前庭大腺炎

（一）病因

前庭大腺位于两侧大阴唇后 1/3 深部，腺管开口于处女膜与小阴唇之间，在性交、分娩或其他情况污染外阴部时，病原体易于侵入而引起炎症，称前庭大腺炎。病原体多为葡萄球菌、大肠埃希菌、链球菌及肠球菌，常为混合感染；近年来淋球菌及沙眼衣原体也已成为常见的病原体。急性发作时病原体首先侵犯腺管，腺管口往往因肿胀或渗出物凝集发生阻塞，脓液不能外流形成脓肿，称前庭大腺脓肿。

（二）临床表现

炎症多发生于一侧。初起时局部有红、肿、热、痛，甚至发生排尿痛，行走困难。有时可出现体温升高，白细胞计数升高等全身症状。检查时患侧前庭大腺部位有红、肿、压痛的肿块，当脓肿形成时可触及波动感。当脓腔内压力增大时，表面皮肤变薄，可自行破溃。如破口大，引流通畅，炎症可较快消退而痊愈。如破口小，引流不畅，则炎症持续不消退，并可反复急性发作。常伴有腹股沟淋巴结肿大。

（三）治疗

急性期需卧床休息。可取前庭大腺开口处分泌物做细菌培养，确定病原体。根据病原体选用抗生素。此外，可选用清热解毒的中药，如蒲公英、紫花地丁、连翘及金银花等，局部热敷、坐浴，或用热疗法。脓肿形成后，可切开引流并做造口术。

三、前庭大腺囊肿

（一）病因

前庭大腺囊肿是因前庭大腺管开口部阻塞，分泌物积聚而成。在急性炎症消退后，脓液逐渐转为清亮液体而形成囊肿，有时腺腔内的脓液浓稠，先天性腺管狭窄排液不畅，或在分娩时阴道及会阴外侧损伤后瘢痕阻塞腺管口，或会阴侧切术损伤腺管，也可形成囊肿。若有继发感染则形成脓肿反复发作。

（二）临床表现

多为单侧性，囊肿大小不等，多由小逐渐增大。如囊肿小且无感染，患者可无自觉症状，往往于妇科检查时方被发现。如囊肿大，患者可感到外阴有坠胀感或有性交不适。检查时患侧外阴肿大，可触及囊性肿物，多呈椭圆形。

（三）治疗

较小的囊肿不必做手术，可暂时观察，定期随诊。较大的囊肿或反复发作疼痛，可以手术。以往多行囊肿切除手术，现在多行囊肿造口术，因造口术方法简单安全、并发症少，且可保持腺体功能。

四、婴幼儿外阴炎

（一）病因

新生儿及幼女外阴发育较差，新生儿生后 2 周内阴道分泌物呈酸性，此后由母体进入的雌激素排泄殆尽，阴道内 pH 上升，分泌物呈中性或碱性。由于抵抗力差，抗感染的能力较差，加上护理不当即可发生炎症。致病菌多为化脓菌，如大肠埃希菌、链球菌、葡萄球菌、淋球菌，以及滴虫、假丝酵母菌等。不良卫生习惯是本病发生的主要原因。常通过母亲或其他护理人员的手、衣物、浴盆、浴巾等传播，或由于卫生不良、外阴不洁，或因蛲虫引起瘙痒而抓伤等，细菌侵入而发生炎症。

（二）临床表现

患儿常因外阴疼痛或瘙痒而哭闹不安，有的出现尿痛、尿频、烧灼感。检查时发现外阴、阴蒂、尿道口及阴道口黏膜充血、水肿，并有脓性分泌物，有时可发现抓痕、出血等。如急性期未做处理，两侧小阴唇粘连，尿道口、阴道口被遮盖，在上方或下方留一小孔，尿液自此处排出，常被误认为生殖器官畸形。仔细检查可发现小阴唇粘连的地方较薄、透亮。

（三）治疗

（1）应首先排除特殊感染，先将分泌物送检有无滴虫、假丝酵母菌。必要时可做培养，明确致病菌，给予恰当的抗生素。

（2）保持外阴清洁、干燥，减少摩擦。用 1：5000 高锰酸钾溶液坐浴，每日 2～3 次。外阴涂 40%紫草油或可的松软膏等。

（3）小阴唇已形成粘连者，可于消毒后用手指向下、向外分离，一般都能分开。粘连较牢固者可用弯蚊式血管钳从小孔处伸入，随即垂直向后，将透亮区分开。创面每日涂 40%紫草油或消毒凡士林软膏，以防再粘连，直至上皮正常时为止。比较顽固的病例，可在紫草油中或上列软膏中加乙蔗酚局部涂抹。

第二节　阴道炎

正常健康妇女，阴道由于解剖及生理特点可形成自然的防御功能，如阴道口闭合、阴道前后壁紧贴、阴道自净作用（阴道上皮在卵巢分泌的雌激素影响下增生变厚，同时上皮细胞中含有丰富糖原，在乳杆菌作用下分解为乳酸，维持阴道正常的酸性环境，pH≤4.5，多在 3.8～4.4，使适应于弱碱性环境中繁殖的病原体受到抑制）等。当阴道的自然防御功能受到破坏时，病原体易于侵入，导致阴道炎症。幼女及绝经后妇女阴道上皮菲薄易受感染。

正常情况下，阴道环境与阴道内菌群形成一种平衡的生态。寄居于阴道内的正常菌群有以下几种。①需氧菌：包括棒状杆菌、非溶血性链球菌、肠球菌、表皮葡萄球菌。②兼性厌氧菌：乳杆菌、加德纳尔菌和大肠埃希菌。③厌氧菌：包括消化球菌、消化链球菌、类杆菌、梭杆菌和动弯杆菌等。④支原体及假丝酵母菌。正常阴道中乳杆菌占优势，它可分解糖原使阴道处于酸性环境，还可产生过氧化氢及其他抗微生物因子，可以抑制或杀灭其他细菌，在维持阴道正常菌群中起关键作用。虽然阴道内菌群为正常菌群，但当大量应用抗生素、体内激素发生变化或各种原因致机体免疫能力下降，阴道与菌群之间的生态平衡被打破，也可形成条件致病菌。

阴道炎症的共同特点是阴道分泌物增加及外阴瘙痒，由于炎症的病因不同，分泌物的特点、性质及瘙痒的轻重也不相同。在做妇科检查时，应注意阴道分泌物的颜色、气味及pH，取阴道上、中 1/3 侧壁分泌物做 pH 测定及病原体检查。

一、滴虫性阴道炎

（一）病因

滴虫性阴道炎，是常见的阴道炎，由阴道毛滴虫引起。滴虫的生活史简单，只有滋养体而无包囊期，滋养体生命力较强，滴虫适宜在温度为 $25\sim40℃$、pH 为 $5.2\sim6.6$ 的潮湿环境中生长，在 pH 为 5.0 以下或 7.5 以上的环境中则不生长。滴虫性阴道炎患者的阴道 pH 一般为 $5.0\sim6.6$，多数 >6.0。月经前后、妊娠期或产后阴道 pH 发生变化，故隐藏在阴道皱襞中的滴虫常得以繁殖，引起炎症的发作。滴虫能消耗或吞噬阴道上皮细胞内的糖原，阻碍乳酸生成。滴虫不仅寄生于阴道，还常侵入尿道或尿道旁腺，甚至膀胱、肾盂及男方的包皮皱褶、尿道或前列腺中。

（二）传染方式

①通过性交直接传播，但男性患者通常无症状而成为带虫者；②通过公共浴池、浴具、游泳池、坐式便器、衣物等间接传播；③通过污染的、未彻底消毒的医疗器械及敷料等造成医源性传播。

（三）临床表现

潜伏期为 $4\sim28$ 日。症状轻重取决于局部免疫因素、滴虫数量多少及毒力强弱。主要症状是阴道分泌物增多及外阴瘙痒，分泌物特点为稀薄脓性、黄绿色、泡沫状、有臭味。瘙痒部位主要为阴道口及外阴，间或有灼热、疼痛、性交痛等。若尿道口有感染，可有尿频、尿痛，甚至血尿。因滴虫能吞噬精子，并能阻碍乳酸生成，影响精子在阴道内的存活，故可导致不孕。检查时见阴道黏膜充血，严重者有散在出血斑点，甚至宫颈出现出血点而呈"草莓样"，阴道后穹有多量白带，呈灰黄色、黄白色稀薄液体或黄绿色脓性分泌物，常呈泡沫状。带虫者阴道黏膜常无异常改变。

（四）诊断

根据典型症状及体征不难诊断，若在阴道分泌物中查到滴虫即可确诊。取阴道分泌物用悬滴法检查，在镜下可找到呈波状运动的滴虫及增多的白细胞，在有症状的患者中，其阳性率达 $80\%\sim90\%$。在染色涂片中亦可见到。对可疑患者，若多次悬滴法未能发现滴虫时，可送培养，准确性达 98%左右。取分泌物前 24～48 h 避免性交、阴道灌洗或局部用药，取分泌物时窥器不涂润滑剂，分泌物取出后应及时送检并注意保暖，以免滴虫活动力减弱，造成辨认困难。目前，聚合酶链反应（PCR）也可用于滴虫的诊断，敏感性 90%，特异性 99.8%。

（五）治疗

因滴虫性阴道炎可同时有尿道、尿道旁腺、前庭大腺及膀胱感染，故需全身用药。

1.全身用药

甲硝唑 400 mg，每日 2～3 次，7 日为 1 个疗程；初次治疗可用甲硝唑 2 g 单次口服。服药后偶见胃肠道反应，如食欲减退、恶心、呕吐。此外，偶见头痛、皮疹、白细胞减少等，一旦发现应停药。治疗期间及停药 24 h 内禁饮酒，因其与乙醇结合可出现皮肤潮红、呕吐、腹痛、腹泻等戒酒硫样反应。甲硝唑能通过乳汁排泄，若在哺乳期用药，用药期间及用药后 24 h 内不宜哺乳。

2.局部用药

不能耐受口服药物或不适宜全身用药者，可选用阴道局部用药。甲硝唑阴道泡腾片 200mg，每晚 1 次，连用 7～10 日；或 0.75%甲硝唑凝胶，每次 5 g，每日 2 次，共用 7 日。用药前阴道局部可用 1%乳酸或 0.5%醋酸冲洗，可减少阴道恶臭分泌物并减轻瘙痒症状。

3.性伴侣的治疗

性伴侣应检查是否有生殖器滴虫病，前列腺液有无滴虫，若为阳性，应同时进行治疗，治疗期间禁止性交。

4.妊娠期滴虫性阴道炎的治疗

美国疾病控制中心（CDC）推荐甲硝唑 2 g，单次口服。过去动物试验曾认为甲硝唑可能有致畸作用，妊娠期禁用。最近国外研究显示，人类妊娠期应用甲硝唑并未增加胎儿畸形率，妊娠期可以应用。

5.顽固病例的治疗

对极少数顽固复发病例，应进行培养及甲硝唑药物敏感试验。

6.治愈标准

滴虫阴道炎常于月经后复发，故治疗后检查滴虫阴性时，仍应每次月经后复查白带，若经 3 次检查均阴性，方可称为治愈。

7.治疗注意事项

治疗后检查滴虫阴性时，仍应于下次月经后继续治疗 1 个疗程，以巩固疗效。此外，内裤及洗涤用毛巾应煮沸 5～10 min，以消灭病原体，避免重复感染。

二、外阴阴道假丝酵母菌病

（一）病因

外阴阴道假丝酵母菌病是一种常见的外阴、阴道炎，80%～90%的外阴阴道假丝酵母菌病是由白假丝酵母菌引起的，10%～20%由光滑假丝酵母菌及近平滑假丝酵母菌、热带假丝酵母菌等引起。白假丝酵母菌是一种真菌，为卵圆形的单壁细胞，芽生，有厚壁孢子及细胞发芽伸长形成的假菌丝，对热的抵抗力不强，加热至 60℃ 1 h 即可死亡，但对干燥、日光、紫外线及化学制剂的抵抗力较强。酸性环境适宜假丝酵母菌的生长，有假丝酵母菌感染的阴道 pH 值在 4.0～4.7，通常<4.5。约 10%的非孕妇女及 30%的孕妇阴道中有此菌寄生，并不引起症状。一旦抵抗力降低或阴道局部环境改变时，可使假丝酵母菌大量繁殖而引起感染，故假丝酵母菌是一种条件致病菌。常见发病诱因有妊娠、糖尿病、大量应用免疫抑制剂及广谱抗生素等。妊娠时或糖尿病患者的机体免疫力下降，阴道糖原增加、酸度升高；大量应用免疫抑制剂如皮质甾体激素或患有免疫缺陷性疾病可使机体抵抗力降低；长期应用广谱抗生素，改变了阴道内微生物之间的相互制约关系，可导致机体内菌群失调。另外，穿紧身化纤内裤、肥胖可使会阴局部温度及湿度增加。这些因素都易使假丝酵母菌繁殖而引起感染。

（二）传染方式

主要为内源性传染。假丝酵母菌还可寄生于人的口腔、肠道，可发生相互自身传染，通过肠道自身传染是假丝酵母菌性阴道炎反复感染的主要来源。少部分患者可通过性交直接传染或通过接触感染的衣物间接传染。

（三）临床表现

主要表现为外阴瘙痒、灼痛，严重时坐卧不宁，异常痛苦，还可伴有尿频、尿痛及性交痛。急性期白带增多，为白色稠厚呈凝乳或豆渣样。检查可见外阴地图样红斑及抓痕，小阴唇内侧及阴道黏膜附有白色膜状物，擦除后露出红肿黏膜面，或有糜烂面及表浅溃疡。

（四）诊断

典型病例不难诊断，直接做阴道分泌物涂片检查可诊断。可直接取阴道分泌物置玻片上，加 1 滴生理盐水或 10%氢氧化钾溶液，显微镜下检查，可找到芽孢和假菌丝，阳性率可达 60%。也可用革兰染色检查，阳性率可达 80%。最可靠的方法是培养法，如有症状但多次涂片检查为阴性，或为顽固病例未确诊，可取分泌物接种于培养基上，如培养出假丝酵母菌即可确诊。此外，对于年老肥胖或顽固病例应做尿糖及血糖检查，并详细询问有无应用大剂量雌激素或长期应用抗生素史，以查找病因。

（五）治疗

1.消除诱因

如有糖尿病应积极治疗；及时停用广谱抗生素、雌激素、皮质甾体激素。勤换内裤，用过的内裤、盆及毛巾均应用开水烫洗。

2.局部用药

可选用下列药物置于阴道内：①咪康唑栓剂：每晚 1 粒（200 mg），连用 7～10 日；或每晚 1 粒（400 mg），连用 3 日。②克霉唑栓剂：每晚 1 粒（150 mg），塞入阴道深部，连用 7 日；或每日早、晚各 1 粒（150 mg），连用 3 日；或 1 粒（500 mg），单次用药。③制霉菌素栓剂，每晚 1 粒（10 万 U），连用 10～14 日。④0.5%～1%甲紫溶液涂擦阴道，每周 3～4 次，连续 2 周，该药物价低廉，效果亦较好，但须注意药物浓度勿过高或用药过频，以免引起化学性外阴炎和表皮破溃，且其有污染内裤之弊，现临床上已较少使用。

3.全身用药

经局部治疗未愈者、不能耐受局部用药者、未婚妇女及不愿采用局部用药者可选用口服药物。首选药物：氟康唑 150 mg，顿服。也可选用伊曲康唑每次 200 mg，每日 1 次，连用 3～5 日；或 200 mg，每日 2 次，只用 1 天。酮康唑 200 mg 每日 1 次或 2 次，连用 5 天。因上述药物损害肝脏，有肝炎病史者禁用，孕妇禁用。

4.复发病例的治疗

外阴阴道假丝酵母菌病容易在月经前复发，故治疗后应在月经前复查白带。5%～10% 的外阴阴道假丝酵母菌病治疗后可复发。对复发病例应检查原因，消除诱因，并应检查是否合并其他感染性疾病，如艾滋病、滴虫性阴道炎、细菌性阴道病等。抗真菌治疗分为初始治疗及维持治疗，初始治疗者为局部治疗，延长治疗时间 7～14 天；若口服氟康唑 150 mg，则 72 小时后加服 1 次。常用的维持治疗：氟康唑 150 mg，每周 1 次，共 6 个月；克霉唑栓剂 500 mg，每周 1 次，共 6 个月；伊曲康唑 400 mg，每月 1 次或 100 mg，每月 1 次，共 6 个月。治疗期间定期复查疗效及注意药物不良反应，一旦发现不良反应，立即停药。

5.性伴侣治疗

约 15% 的男性与女性患者接触后患有龟头炎，对有症状男性应进行假丝酵母菌检查及治疗。对于男性带菌者也必须进行常规治疗，预防女性重复感染。

6.妊娠合并假丝酵母菌阴道炎的治疗

局部治疗为主，禁用口服唑类药物。可选用克霉唑栓剂、硝酸咪康唑栓剂、制霉菌素栓剂，以 7 日疗法效果好。

三、细菌性阴道病

细菌性阴道病为阴道内正常菌群失调所致的混合性感染，曾被命名为嗜血杆菌阴道炎、加德纳尔菌阴道炎、非特异性阴道炎。由于阴道内有大量不同的细菌，但临床及病理无炎症改变，并非阴道炎，现称细菌性阴道病。

（一）病因

生理情况下，阴道内以产生过氧化氢的乳杆菌占优势；细菌阴道病时则阴道内乳杆菌减少而其他细菌大量繁殖，主要有加德纳尔菌、动弯杆菌及其他厌氧菌，部分患者可合并支原体感染。厌氧菌的浓度可达正常妇女的 100～1000 倍，其繁殖的同时可产生胺类物质，碱化阴道，使阴道分泌物增多并有臭味。促使阴道菌群发生变化的原因仍不清楚，推测可能与频繁混乱的性生活及阴道灌洗使阴道碱化有关。

（二）临床表现

10%～40%的患者可无临床症状。典型临床症状为阴道异常分泌物明显增多，呈稀薄均质状或稀糊状，为灰白色或灰黄色，带有特殊的鱼腥臭味，易于从阴道壁上拭去。可伴有轻度的外阴瘙痒或烧灼感。阴道黏膜无明显充血的炎症表现。本病常可合并其他阴道性传播疾病，故其临床表现可受到并发症的影响而有所不同。

（三）诊断

下列四条中有三条阳性即可临床诊断为细菌性阴道病。

（1）匀质、稀薄的阴道分泌物。

（2）阴道 pH＞4.5（pH 多为 5.0～5.5）。

（3）氨臭味试验阳性：取阴道分泌物少许放在玻片上，加入 10%氢氧化钾 1～2 滴，产生一种烂鱼肉样腥臭气味即为阳性。

（4）线索细胞：即阴道脱落的表层细胞，于细胞边缘贴附大量颗粒状物即加德纳尔菌，细胞边缘不清。取少许分泌物放在玻片上，加 1 滴生理盐水混合，置于高倍光镜下见到＞20%的线索细胞。

分泌物取材时注意应取自阴道侧壁，不应取自宫颈管或后穹窿。

另外，可参考革兰染色的诊断标准：每个高倍光镜下形态典型的乳杆菌≤5，两种或两种以上的其他形态细菌（小的革兰阴性杆菌、弧形杆菌或阳性球菌）≥6。

（四）鉴别诊断

1.滴虫性阴道炎

分泌物增多，为稀薄、脓性、泡沫状，无鱼腥臭味，外阴瘙痒，阴道壁可见散在出血点；胺试验阴性；镜检见白细胞增多，并可见活动滴虫。

2.假丝酵母菌性阴道炎

外阴明显瘙痒，阴道分泌物为较稠的白色或黄白色凝乳状或豆腐渣样；阴道壁往往充血，镜检见白细胞增多，并可查到假丝酵母菌孢子及假菌丝。

3.淋球菌性宫颈炎

淋球菌性宫颈炎发生时，宫颈充血明显，宫颈口及阴道可见多量黄色黏稠脓性分泌物，患者常伴尿路刺激征，镜检见上皮细胞内有革兰染色阴性的双球菌存在。

（五）治疗

选用抗厌氧菌药物，主要有甲硝唑、克林霉素。甲硝唑抑制厌氧菌生长，而不影响乳杆菌生长，是较理想的药物，但对支原体效果差。

1.全身用药

甲硝唑 400 mg，每日 2～3 次，口服共 7 日；或甲硝唑 2 g，单次口服，必要时 24～48 h 重复给药 1 次；或克林霉素 300 mg，每日 2 次，连服 7 日。

2.阴道用药

甲硝唑 400 mg，每日 1 次，共 7 日；或 0.75%甲硝唑软膏，每次 5 g，每日 1 次，共 7 日；或 2%克林霉素软膏阴道涂布，每次 5 g，每晚 1 次，连用 7 日。局部用药与口服药物疗效相似。此外，可用 1%～3%的过氧化氢溶液冲洗阴道，每日 1 次，共 7 日；或用 1%乳酸液或 0.5%醋酸液冲洗阴道，改善阴道内环境以提高疗效。

3.妊娠期细菌性阴道病的治疗

因妊娠期可导致绒毛膜羊膜炎、胎膜早破、早产等，故应在妊娠中期进行细菌性阴道病的筛查，任何有症状的细菌性阴道病孕妇及无症状的高危孕妇（有胎膜早破、早产史），均需治疗。多选用口服用药：甲硝唑 200 mg，每日 3～4 次，共服 7 日；或甲硝唑 2 g，单次口服；或克林霉素 300 mg，每日 2 次，连服 7 日。

四、老年性阴道炎

（一）病因

老年性阴道炎的主要原因是卵巢功能衰退，体内雌激素水平降低，阴道壁萎缩，黏膜变薄，上皮细胞内糖原减少，阴道内 pH 增高，局部抵抗力降低，致病菌容易入侵繁殖引起炎症。常见于绝经后老年妇女；此外，双侧卵巢切除后、卵巢功能早衰、盆腔放疗后、长期闭经或哺乳期妇女等均可引起本病发生。

（二）临床表现

主要症状为阴道分泌物增多，呈黄水样，严重者呈血样脓性白带。由于分泌物的刺激可有外阴瘙痒、灼热感。如累及尿道，常出现尿频、尿痛等泌尿系统的症状。检查见阴道黏膜萎缩、菲薄、皱襞消失，有充血、水肿，也可见散在的出血点，以后穹窿及宫颈最明显，严重者可形成溃疡，若不及时治疗，溃疡面可有瘢痕收缩或与对侧粘连，致使阴道狭窄甚至闭锁，炎性分泌物引流不畅可形成阴道积脓，甚至宫腔积脓。

（三）诊断

根据发病年龄、病史、结合局部检查，一般不难诊断，但应排除其他疾病才能诊断。应取阴道分泌物检查除外滴虫、真菌等病原体；对有血性白带者，应与子宫恶性肿瘤相鉴别，须常规做宫颈细胞学涂片，必要时行分段诊刮术或宫腔镜检；对阴道壁肉芽组织及溃疡须与阴道癌相鉴别，可行局部组织活检。

（四）治疗

治疗原则为增强阴道抵抗力和抑制细菌生长。

1.增强阴道抵抗力

针对病因给予雌激素制剂。局部用药可予以己烯雌酚 0.125～0.25 mg，每晚放入阴道深部，7 日为 1 个疗程；或 0.5%己烯雌酚软膏；或妊马雌酮软膏局部涂抹，每日 2 次。全身用药可口服尼尔雌醇，首次 4 mg，以后每 2～4 周 1 次，每次 2 mg，维持 2～3 个月。对同时需要性激素替代治疗的患者，可每日给予妊马雌酮 0.625 mg 和甲羟黄体酮 2 mg。乳腺癌或子宫内膜癌患者禁用雌激素制剂。

2.抑制细菌生长

用 1%乳酸或 0.5%醋酸液冲洗阴道，每日 1 次，增加阴道酸度，抑制细菌生长繁殖。阴道冲洗后，应用抗生素如甲硝唑 200 mg 或诺氟沙星 100 mg 放于阴道深部，每日 1 次，7～10 日为 1 个疗程。

第三节　宫颈炎

一、急性子宫颈炎

急性子宫颈炎（acute cervicitis）多见于不洁性交后，产后、剖宫产后引起的宫颈损伤，人工流产术时，一些宫颈手术时扩张宫颈的损伤或穿孔，以及诊断性刮宫时宫颈或宫体的损伤等，病原体进入损伤部位而发生的感染，如产褥感染、感染性流产等。此外，医务人员不慎在产道内遗留纱布，以及不适当地使用高浓度的酸性或碱性药液冲洗阴道等均可引起急性子宫颈炎。

（一）病原体

最常见的病原体为淋球菌及沙眼衣原体，淋球菌感染时 45%～60%常合并沙眼衣原体感染，其次为一般化脓菌，如葡萄球菌、链球菌、大肠埃希菌及滴虫、念珠菌、阿米巴原虫等。淋球菌及沙眼衣原体可累及子宫颈黏膜的腺体，沿黏膜表面扩散的浅层感染。其他病原体与淋球菌不同，侵入宫颈较深，可通过淋巴管引起急性盆腔结缔组织炎，致病情严重。

（二）病理

急性子宫颈炎的病理变化可见宫颈红肿，颈管黏膜水肿，组织学表现可见血管充血，子宫颈黏膜及黏膜下组织、腺体周围见大量嗜中性粒细胞浸润，腺腔内见脓性分泌物，这种分泌物可由子宫口流出。

（三）临床表现

淋菌性宫颈炎和沙眼衣原体性宫颈炎主要侵犯宫颈管内黏膜腺体的柱状上皮，如直接向上蔓延则可导致上生殖道黏膜感染。一般化脓菌则侵入宫颈组织较深，并可沿两侧宫颈淋巴管向上蔓延导致盆腔结缔组织炎。淋菌性或一般化脓菌性宫颈炎表现为脓性或脓血性白带增多、下腹坠痛、腰背痛、性交疼痛和尿路刺激症状，体温可轻微升高。如感染沿宫颈淋巴管向周围扩散，则可引起宫颈上皮脱落，甚至形成溃疡。本病常与阴道炎症同时发生，也可同时发生急性子宫内膜炎。

妇科检查见宫颈充血、红肿,宫颈管黏膜水肿,宫颈黏膜外翻,宫颈触痛,脓性分泌物从宫颈管内流出,特别是淋菌性宫颈炎时,尿道、尿道旁腺、前庭大腺亦可同时感染而有脓液排出。沙眼衣原体性宫颈炎则症状不典型或无症状,有症状者表现为宫颈分泌物增多,点滴状出血或尿路刺激症状,妇科检查宫颈口可见黏液脓性分泌物。

（四）诊断

根据病史、症状及妇科检查,诊断急性子宫颈炎并不困难,关键是确定病原体。疑为淋球菌感染时,应取宫颈管内分泌物做涂片检查（敏感性 50%~70%）或细菌培养（敏感性 80%~90%）,对培养可疑的菌落,可采用单克隆抗体免疫荧光法检测。检测沙眼衣原体感染时,可取宫颈管分泌物涂片染色找细胞质内包涵体,但敏感性不高,培养法技术要求高,费时长,难以推广,目前推荐的方法是直接免疫荧光法（DFA）或酶免疫法（EIA）,敏感性在 89%~98%。注意诊断时要考虑是否合并急性子宫内膜炎和盆腔炎。

（五）治疗

以全身治疗为主,抗生素选择、给药途径、剂量和疗程则根据病原体和病情严重程度决定。目前,淋菌性宫颈炎推荐的首选药物为头孢曲松,备用药物有大观霉素、青霉素、氧氟沙星、左氧氟沙星、依诺沙星等,治疗时需同时加服多西环素（强力霉素）。沙眼衣原体性宫颈炎推荐的首选药物为阿奇霉素或多西环素,备用药物有米诺环素、氧氟沙星等。一般化脓菌感染最好根据药敏试验进行治疗。念珠菌和滴虫性宫颈炎参见阴道炎的治疗方法。急性子宫颈炎的治疗应力求彻底,以免形成慢性子宫颈炎。

二、慢性子宫颈炎

慢性子宫颈炎（chronic cervicitis）多由急性子宫颈炎转变而来,往往是急性子宫颈炎治疗不彻底,病原体隐居于子宫颈黏膜内形成慢性炎症。急性子宫颈炎容易转为慢性的原因主要由于宫颈黏膜皱褶较多,腺体呈葡萄状,病原体侵入腺体深处后极难根除,导致病程反复、迁延不愈。阴道分娩、流产或手术损伤宫颈后,继发感染亦可表现为慢性过程,此外不洁性生活、雌激素水平下降、阴道异物（如子宫托）均可引起慢性子宫颈炎。其病原体一般为葡萄球菌、链球菌、沙眼衣原体、淋球菌、厌氧菌等。也有患者不表现急性症状，直接发生慢性于宫颈炎。

（一）病理

慢性子宫颈炎表现为宫颈柱状上皮异位、宫颈息肉、宫颈黏膜炎、宫颈腺囊肿及宫颈肥大。

1.宫颈柱状上皮异位

宫颈柱状上皮异位（cervical erosion）是慢性子宫颈炎的一种形式，宫颈柱状上皮异位形成的原因有 3 种。

（1）先天性糜烂：指女性胎儿在生殖系统发育时受母体性激素影响，导致鳞、柱交界向外迁移，宫颈外口为柱状上皮覆盖。正常时新生儿出生后糜烂仅存在较短时间，当来自母体的雌激素水平下降后即逐渐自然消退，但亦有个别患者糜烂长期持续存在，先天性糜烂的宫颈形状往往是正常或稍大，不甚整齐，宫颈口多为裂开。

（2）后天性糜烂：指宫颈管内膜柱状上皮向阴道方向增生，超越宫颈外口所致的糜烂，仅发生于卵巢功能旺盛的妊娠期，产后可自行消退。患者虽诉白带增多，但为清澈的黏液，病理检查在柱状上皮下没有炎症细胞浸润，仅见少数淋巴细胞，后天性糜烂的宫颈往往偏大，宫颈口正常或横裂或为不整齐的破裂。糜烂面周围的境界与正常宫颈上皮的界线清楚，甚至可看到交界线呈现一道凹入的线沟，有的糜烂可见到毛细血管浮现在表面上，表现为局部慢性充血。

（3）炎症性糜烂：是慢性于宫颈炎最常见的病理改变，宫颈阴道部的鳞状上皮被宫颈管柱状上皮所替代，其外表呈红色，所以不是真正的糜烂，故称假性糜烂，光镜下可见黏膜下有多核白细胞及淋巴细胞浸润，间质则有小圆形细胞和浆细胞浸润，黏膜下结缔组织的浅层为炎性细胞浸润的主要场所，宫颈的纤维组织增生。宫颈管黏膜也有增生，凸出子宫颈口外形成息肉状。

根据糜烂表面可分为几种不同类型：①单纯型，此型糜烂面的表面是一片红色光滑面，糜烂较浅，有一层柱状上皮覆盖。②颗粒型，此型糜烂面组织增生，形成颗粒状。③乳头型，此型糜烂组织增生更明显，形成一团呈乳头状。

根据糜烂区所占宫颈的比例可分 3 度：①轻度糜烂，是糜烂面积占整个宫颈面积的 1/3 以内。②中度糜烂，是糜烂面积占宫颈的 1/3～2/3。③重度糜烂，是糜烂面积占宫颈的 2/3 以上。

此外，在幼女及未婚妇女有时见宫颈红色，细颗粒状，形似糜烂，但无炎症，是颈管柱状上皮外移，不应称为糜烂。

宫颈柱状上皮异位在其修复的过程中，柱状上皮下的基底细胞（储备细胞）增生，最后分化为鳞状上皮，邻近的鳞状上皮也可向糜烂面的柱状上皮生长，逐渐将腺上皮推移，最后完全由鳞状上皮覆盖而痊愈。糜烂的愈合呈片状分布，新生的鳞状上皮生长于炎性糜烂组织的基础上，故表层细胞极易脱落而变薄，稍受刺激又可恢复糜烂，因此愈合和炎症的扩展交替发生，不容易彻底治愈。这种过程是受到卵巢内分泌、感染、损伤及酸碱度的影响。两种上皮细胞在争夺中不断地增生，而起到不同的变化。

基底层细胞增生：是基底层与基底旁层形成一界线清楚的厚层，其中细胞质明显嗜碱，细胞层次清楚，都是成熟的细胞。

储备细胞增生：是在宫颈部表面或腺体内的柱状上皮细胞与基底层之间有 1～2 层细胞增生，这些细胞为多角形或方形，细胞质有空泡，并稍嗜碱，胞核较大，呈圆形或椭圆形，染色质分布均匀，很少核分裂，这些细胞系储备细胞增生，如储备细胞超过 3 层，则是储备细胞增殖。

鳞状上皮化生：在宫颈部常有鳞状上皮细胞的化生，也是储备细胞的增生，细胞核成熟，细胞分化良好，细胞间桥形成，深层细胞排列与基底层成直角，而浅层细胞的排列则与表面平行。鳞状上皮化生可能是柱状上皮部分或全部被鳞状上皮所代替，从而形成不规则大小片，层次不清的上皮层，这一过程可在宫颈部发生，也可在腺腔内发生。

分化良好的正常鳞状上皮细胞：化生前阶段的上皮细胞则形成波浪式和柱状的上皮细胞团，伸入纤维组织，并可在宫颈管的腺体内看到。

2.宫颈息肉

由于炎症的长期刺激，使宫颈管局部黏膜增生，自基底层逐渐向宫颈外口部凸出，形成一个或多个宫颈息肉（cervical polyp）。息肉色红，呈舌形，质软而脆，血管丰富易出血。蒂细长，长短不一，多附着于颈管外口或颈管壁内，直径 1 cm 左右。镜下见息肉表面覆盖一层柱状上皮，中心为结缔组织，伴充血、水肿，以及炎性细胞浸润，极易复发。息肉的恶变率不到 1%。

3.宫颈黏膜炎

宫颈黏膜炎（endocervicitis）又称宫颈管炎，病变局限于子宫颈管黏膜及黏膜下组织。宫颈阴道部上皮表面光滑。宫颈口可有脓性分泌物堵塞。由于子宫颈黏膜充血增生，可使子宫颈肥大，可达正常宫颈的 2～3 倍，质硬。宫颈黏膜炎常与糜烂、腺囊肿同时发生。

4.宫颈腺囊肿

在宫颈柱状上皮异位愈合的过程中，新生的鳞状上皮覆盖宫颈腺管口或伸入腺管，将腺管口阻塞，腺管周围的结缔组织增生或瘢痕形成，压迫腺管，使腺管变窄甚至阻塞，腺体分泌物不能引流形成子宫颈腺囊肿（naboth cyst）。检查时见宫颈表面突出多个数毫米大小白色或青白色小囊肿，内含无色黏液。

5.宫颈肥大（cervical hypertrophy）

由于慢性炎症的长期刺激，宫颈组织充血、水肿，腺体和间质增生，还可能在腺体深部有黏液潴留形成囊肿，使宫颈呈不同程度的肥大，但表面多光滑，有时可见到潴留囊肿凸起。最后由于纤维结缔组织增生，使宫颈硬度增加。

6.宫颈外翻

由于分娩、人工流产或其他原因发生宫颈损伤，宫颈口撕裂，未及时修补，以后颈管内膜增生并暴露于外，即形成宫颈外翻（cervical ectropion）。检查子宫颈口增宽，横裂或呈星状撕裂，可见颈管下端的红色黏膜皱褶，宫颈前、后唇肥大，但距离较远。

（二）临床表现

慢性宫颈炎主要表现为白带增多，常刺激外阴引起外阴不适和瘙痒。由于病原体种类、炎症的范围、程度和病程不同，白带的量、颜色、性状、气味也不同，可为乳白色黏液状至黄色脓性，如伴有息肉形成，可有白带中混有血，或宫颈接触性出血。若白带增多，似白色干酪样，应考虑是否合并念珠菌性阴道炎；若白带呈稀薄泡沫状，有臭味，则应考虑滴虫性阴道炎。如有恶臭则多为厌氧菌的感染。严重感染时可有腰骶部疼痛、下腹坠胀，由于慢性宫颈炎可直接向前蔓延或通过淋巴管扩散，当波及膀胱三角区及膀胱周围结缔组织时，可出现尿路刺激症状。较多的黏稠脓性白带有碍精子上行，可导致不孕。妇科检查可见宫颈不同程度的糜烂、肥大、裂伤，有时可见宫颈息肉、宫颈腺体囊肿、宫颈外翻等，宫颈口多有分泌物，亦可有宫颈触痛和宫颈触血。

（三）诊断

宫颈柱状上皮异位在诊断上不困难，但需与宫颈上皮内瘤样变、早期浸润癌、宫颈结核、宫颈尖锐湿疣等鉴别，还需与淋病、梅毒等鉴别，因此应常规进行宫颈刮片细胞学检查，细胞涂片尚可查出淋菌、滴虫、真菌，能做到与一般慢性宫颈炎鉴别。目前已有新柏氏巴氏细胞学检测系统（Thin Prep Pap Test），准确率显著提高。必要时须做病理活检以明确诊断，电子阴道镜辅助活检对提高诊断准确率很有帮助。宫颈息肉、宫颈腺体囊肿及宫颈尖锐湿疣可根据病理活检确诊。

1.阴道镜检查

在宫颈病变部涂碘后在碘不着色区用阴道镜检查，如见到厚的醋酸白色上皮及血管异形可诊断为宫颈上皮内瘤样变，在这类病变区取活体组织检查诊断早期宫颈癌准确率高。

2.活体组织检查

活体组织检查为最准确的检查方法，可检出宫颈湿疣、癌细胞、结核、梅毒等，从而与一般慢性宫颈炎糜烂鉴别。

（四）治疗

须做宫颈涂片先除外宫颈上皮内瘤样变及早期宫颈癌后再进行治疗。治疗方法中以局部治疗为主，使糜烂面坏死、脱落，为新生鳞状上皮覆盖，病变深者，疗程需6～8周。

1.物理治疗

（1）电熨：此法较简便，适用于糜烂程度较深、糜烂面积较大的病例。采用电灼器或电熨器对整个病变区电灼或电熨，直至组织呈乳白色或微黄色为止。一般近宫口处稍深，越近边缘越浅,深度为 2 mm 并超出病变区 3 mm,深入宫颈管内 0.5~1.0 cm,治愈率 50%~90%不等。术后涂抹磺胺粉或呋喃西林粉,用醋酸冲洗阴道,每日 1 次,有助于创面愈合。

治疗后阴道流液,有时呈脓样,须避免性交至创面全部愈合为止,需时 6 周左右。术后阴道出血多时可用纱布填塞止血。

(2)冷冻治疗:利用制冷剂,快速产生低温,使糜烂组织冻结、坏死、变性而脱落,创面经组织修复而达到治疗疾病的目的。

操作方法:选择适当的冷冻探头,利用液氮快速达到超低温(-196℃),使糜烂组织冻结、坏死、变性而脱落,创面修复而达到治疗目的。一般采用接触冷冻法,选择相应的冷冻头,覆盖全部病变区并略超过其范围 2~3 mm,根据快速冷冻,缓慢复温的原则,冷冻 1 min、复温 3 min、再冷冻 1 min。进行单次或重复冷冻,治愈率 80%左右。

冷冻治疗后,宫颈表面很快发生水肿,冷冻后 7~10 d,宫颈表层糜烂组织形成一层膜状痂皮,逐渐分散脱落。

(3)激光治疗:采用 CO_2 激光器使糜烂部分组织炭化、结痂,痂皮脱落后,创面修复达到治疗目的。激光头距离糜烂面 3~5 cm,照射范围应超出糜烂面 2 mm,轻症的烧灼深度为 2~3 mm,重症可达 4~5 mm,治愈率 70%~90%。

(4)微波治疗:微波电极接触局部病变组织时,瞬间产生高热效应(44~61℃)而达到组织凝固的目的,并可出现凝固性血栓形成而止血,治愈率在 90%左右。

(5)波姆光治疗:采用波姆光照射糜烂面,直至变为均匀灰白色为止,照射深度 2~3mm,治愈率可达 80%。

(6)红外线凝结法:红外线照射糜烂面,局部组织凝固,坏死,形成非炎性表浅溃疡,新生鳞状上皮覆盖溃疡面而达到治愈,治愈率在 90%以上。

物理治疗的注意事项:①治疗时间应在月经干净后 3~7 d 进行。②排除宫颈上皮内瘤样病变、早期宫颈癌、宫颈结核和急性感染期后方可进行。③术后阴道分泌物增多,甚至有大量水样排液,有时呈血性,脱痂时可引起活动性出血,如量较多先用过氧化氢溶液清洗伤口,用消毒棉球局部压迫止血,24 h 后取出。④物理治疗的持续时间、次数、强度、范围应严格掌握。⑤创面愈合需要一段时间（2～8周），在此期间禁止盆浴和性生活。⑥定期复查，随访有无宫颈管狭窄。

2.药物治疗

适用于糜烂面积小和炎症浸润较浅的病例。

（1）硝酸银或重铬酸钾液：强腐蚀剂，方法简单，配制容易，用药量少，适宜于基层医院。

（2）免疫治疗：采用重组人干扰素α2a，每晚1枚，6 d为一疗程。近年报道用红色诺卡放射线菌细胞壁骨架（N-CWS）菌苗治疗慢性宫颈炎，该菌苗具有非特异性免疫增强及抗感染作用，促进鳞状上皮化生，修复宫颈柱状上皮异位病变达到治疗效果。将菌苗滴注在用生理盐水浸透的带尾无菌棉球上，将棉球置于宫颈柱状上皮异位的局部，24 h后取出，每周上药2次，每疗程10次。

（3）宫颈管炎时，根据细菌培养和药敏试验结果，采用抗生素全身治疗。

3.手术治疗

宫颈息肉可行息肉摘除术或电切术。对重度糜烂，糜烂面较深及乳头状糜烂，或用上述各种治疗方法久治不愈的患者可考虑用宫颈锥切术,锥形切除范围从病灶外缘0.3～0.5cm开始，深入宫颈管1～2 cm，锥形切除，压迫止血，如有动脉出血，可用肠线缝扎止血，也可加用止血粉8号、明胶海绵、凝血酶、巴曲酶（立止血）等止血。此法因出血及感染，现多不采用。

第二章　妊娠合并症

第一节　妊娠合并糖尿病

一、妊娠期糖代谢特点

正常妊娠时，胎儿生长发育所需营养物质主要为氨基酸和葡萄糖，氨基酸是否通过胎盘取决于母儿氨基酸浓度梯度，而葡萄糖可自由通过胎盘，因而胎儿的主要能源来源于葡萄糖。胰岛素及胰高血糖素不能通过胎盘，胎儿对葡萄糖的利用主要依靠胎儿自身产生的胰岛素水平。

妊娠期间，正常孕妇血浆葡萄糖随妊娠进展而降低，空腹血糖较非妊娠时下降约10%，且妊娠中、晚期空腹血糖明显低于妊娠早期。妊娠期空腹血糖下降的原因有：①胎盘产生的雌、孕激素刺激胰腺β细胞增生和分泌，致使血浆胰岛素明显增加，从而增加母体对葡萄糖的利用。②孕妇除本身的代谢需要外，还需供应胎儿生长发育所需要的能量。③妊娠期肾血流量及肾小球滤过率均增加，但肾小球对糖的再吸收不能相应增加，导致部分孕妇尿糖排出量增高。因此，孕妇长时间空腹易发生低血糖及酮症酸中毒。

二、妊娠糖尿病发病机制

妊娠中晚期，孕妇体内抗胰岛素样物质，如雌激素、孕激素、胎盘生乳素、皮质醇、肿瘤坏死因子（TNF-α）和胎盘胰岛素酶等增加，使胰岛素靶组织对胰岛素的敏感性和反应性降低，肌肉和脂肪组织摄取葡萄糖量减少，肝脏分解糖原和糖异生作用受限，导致糖负荷后高血糖和高脂血症。为了维持正常糖代谢，胰岛素需求量就必须相应增加，对于胰岛素分泌受限的孕妇，或胰岛素增加但不足以弥补因敏感性下降而需增多的需要量，则可发生糖耐量异常、妊娠糖尿病（GDM），或使原有的糖尿病病情加重。

孕24～28周胎盘激素迅速增加，到孕32～34周达最高峰，这两个时期的抗胰岛素作用分别变得明显和最明显，是孕妇筛查妊娠期糖尿病的最佳时机。

三、妊娠对糖尿病的影响

妊娠可以看成是糖尿病的一个致病因素，可使隐性糖尿病显性化、使既往无糖尿病的孕妇发生妊娠糖尿病、使原有糖尿病病情加重。妊娠期肠道吸收脂肪能力增强，尤其自妊娠中期起脂肪储存量增加而利用减少，三酰甘油、胆固醇、高密度脂蛋白、低密度脂蛋白均有上升趋势。胎盘分泌的生乳素主要有抵抗胰岛素作用，促进脂肪分解和酮体形成，当体内胰岛素相对不足，或者饥饿、疲劳、感染、手术等刺激时，均可促使机体脂解作用增强，导致血中游离脂肪酸和酮体生成增加，发生酮症或酮症酸中毒。

孕早期空腹血糖较低，与非孕期相比，孕早期胰岛素用量减少和增加者各占 1/3，提示孕早期糖尿病孕妇的处理必须个体化。随着妊娠进展，机体胰岛素抵抗作用增强，胰岛素用量需要不断增加，否则血糖会升高。分娩过程中，体力消耗较大，同时进食量少，若不及时减少胰岛素用量容易发生低血糖。产后随着胎盘排出体外，胎盘所分泌的抗胰岛素物质迅速消失，胰岛素用量应立即减少，否则易出现低血糖休克。由于妊娠期糖代谢的复杂变化，应用胰岛素治疗的孕妇，若不能及时调整胰岛素用量，部分患者会出现血糖过低或过高，严重者甚至会导致低血糖昏迷及酮症酸中毒。

四、糖尿病对妊娠的影响

（一）对孕妇的影响

1.自然流产

高血糖可使胚胎发育异常甚至死亡，流产发生率为 15%～30%，糖尿病妇女应在血糖控制正常后再考虑妊娠。由于妊娠糖尿病孕妇血糖升高主要发生在妊娠中、晚期，所以妊娠糖尿病时自然流产发生率无明显增多，但死胎发生率可升高。

2.妊娠期高血压疾病

发生率为正常妇女的 3～5 倍，约为 20%，主要见于糖尿病病程长、伴微血管病变者。糖尿病并发肾病时，妊娠期高血压疾病发生率高达 50%以上。妊娠糖尿病者孕期血糖控制不满意时，妊娠高血压疾病发生率也增加，可达 14.3%。糖尿病孕妇一旦并发妊娠期高血压疾病，病情较难控制，对母儿极为不利。

3.感染

糖尿病孕妇抵抗力下降，易合并感染，常由细菌或真菌引起，以泌尿系感染和外阴阴道假丝酵母菌病常见。

4.羊水过多

发生率13%～36%，可能与胎儿高血糖、高渗性利尿所致胎尿排出增多有关。孕期严格控制血糖，羊水过多发生率可减少。

5.产后出血

因巨大儿发生率明显增高，产程长、难产、产道损伤、手术产的机会增加，使产后出血发生率增加。

6.糖尿病酮症酸中毒

由于妊娠期代谢变化复杂，高血糖及胰岛素相对或绝对缺乏，导致体内血糖不能被利用，体内脂肪分解增加，酮体产生急剧增加。孕早期恶心、呕吐、进食少、血糖下降，胰岛素用量没有及时减量，可引起饥饿性酮症。糖尿病酮症酸中毒对母儿危害较大，孕妇因脱水导致低血容量及电解质紊乱，严重时诱导昏迷甚至死亡，是糖尿病孕妇死亡的主要原因。发生在孕早期具有致畸作用，发生在妊娠中、晚期易导致胎儿窘迫、水电解质紊乱及胎死宫内，另外可危害胎儿神经系统发育。

（二）对胎儿的影响

1.巨大胎儿

发生率达25%～42%，其原因为孕妇血糖高，通过胎盘进入胎儿体内，而胰岛素不能通过胎盘，使胎儿长期处于高血糖状态，刺激胎儿胰岛β细胞增生，产生大量胰岛素，活化氨基酸转移系统，促进蛋白质、脂肪合成和抑制脂解，进而促进胎儿宫内增长。糖尿病孕妇巨大儿的特点：面色潮红，肥胖，体内脏器（除脑外），如肝脏、胰腺、心脏和肾上腺等均大，皮下脂肪沉积增加，肩难产机会增多，容易致新生儿产伤。

2.胎儿生长受限

发生率 21%，见于严重糖尿病伴有血管病变时，如肾脏、视网膜血管病变。妊娠早期高血糖具有抑制胚胎发育作用，糖尿病合并血管病变者，胎盘血管也常伴有异常，如血管腔狭窄，胎儿血供减少，影响发育。

3.早产

发生率 10%～25%，早产的原因有羊水过多、妊娠期高血压疾病、胎儿窘迫，以及其他严重并发症的出现，常需提前终止妊娠。

4.胎儿畸形

发生率 6%～8%。胎儿畸形的发生率与孕早期孕妇血糖升高有关，血糖过高、糖化血红蛋白大于 8.5%或妊娠糖尿病伴空腹血糖增高者，胎儿畸形发生率增加。胎儿畸形常为多发，其中心血管及神经系统畸形最常见。

（三）对新生儿的影响

1.新生儿呼吸窘迫综合征（NRDS）

高血糖刺激胎儿胰岛素分泌增加，导致高胰岛素血症，拮抗糖皮质激素促进肺泡Ⅱ型细胞表面活性物质合成及释放作用，导致胎儿肺发育成熟延迟。

2.新生儿低血糖

新生儿脱离母体高血糖环境后，高胰岛素血症仍存在，若不及时补充糖，易发生低血糖，多发生在产后 12 h 内，严重低血糖可危及新生儿生命。

另外，由于慢性缺氧可导致新生儿红细胞增多症、新生儿高胆红素血症、新生儿肥厚型心肌病等。

五、诊断

原有糖尿病患者，多于妊娠前已确诊；有糖尿病典型症状者，孕期容易确诊。但妊娠糖尿病孕妇常无明显症状，空腹血糖可能正常，容易造成漏诊，延误诊治将造成不良后果，应重视妊娠糖尿病的筛查和诊断。

（一）病史及临床表现

凡有糖尿病家族史、孕早期空腹尿糖阳性或孕期尿糖多次检测为阳性，年龄大于30岁、孕妇体重超过90 kg或BMI大于26 kg/m²、复杂性外阴阴道假丝酵母菌病史、孕前患者有多囊卵巢综合征（PCOS）、巨大儿分娩史、不明原因反复自然流产史、死胎死产史及足月新生儿呼吸窘迫综合征分娩史、胎儿畸形史、本次妊娠胎儿偏大或羊水过多者，为妊娠糖尿病的高危因素。

（二）实验室检查

1.血糖测定

两次或两次以上空腹血糖不低于5.8 mmol/L者，可诊断为糖尿病。

目前主张对有糖尿病高危因素者行糖筛查试验（GCT），通常于妊娠24~28周进行。具体方法为葡萄糖粉50 g溶于200 mL水中，5 min内服完，其后1 h测血糖，血糖值不低于7.8 mmol/L者为糖筛查异常；不低于11.2 mmol/L者，妊娠糖尿病的可能性极大。糖筛查试验异常者应测定空腹血糖。若空腹血糖正常，要再进行口服葡萄糖耐量试验（OGTT）。

2.口服葡萄糖耐量试验

口服葡萄糖耐量试验前3 d正常饮食，试验前空腹12 h，口服葡萄糖75 g，诊断标准：空腹5.6 mmol/L、1 h 10.3 mmol/L、2 h 8.6 mmol/L、3 h 6.7 mmol/L。其中2项或2项以上达到或超过正常值，可诊断为妊娠糖尿病。仅1项高于正常值，为糖耐量异常或糖耐量减低（GIGT）。

（三）妊娠合并糖尿病的分期

通常采用white分类法，以判断病情严重程度和预后。

A级：妊娠期出现或发现的糖尿病。

B级：显性糖尿病，发病年龄20岁以上，病程不足10年，无血管病变。

C级：发病年龄在10~19岁，或病程达10~19年，无血管病变。

D级：10岁以前发病，或病程不低于20年，或者眼底合并单纯性视网膜病。

F级：糖尿病性肾病。

R级：眼底有增生性视网膜病变或玻璃体积血。

H级：冠状动脉粥样硬化性心脏病。

六、处理

（一）糖尿病患者可否妊娠的指征

糖尿病妇女于妊娠前应确定糖尿病的严重程度。D、F、R、H级糖尿病患者不宜妊娠，已妊娠者应尽早终止妊娠。器质性病变较轻、血糖控制良好者，可在密切监护下妊娠，但应积极治疗，确保受孕前、妊娠期及分娩期血糖在正常范围。

（二）糖代谢异常孕妇处理

1.饮食疗法

糖尿病患者于妊娠期控制饮食十分重要。部分妊娠期糖尿病患者仅靠饮食控制即可维持血糖在正常范围，但要保证母亲和胎儿健康饮食必需营养、维持血糖正常水平、预防酮症、保持正常的体重增加。孕早期糖尿病孕妇需要热卡与孕前相同。孕中期以后每周增加热量3%～8%，其中糖类占40%～50%，蛋白质占20%～30%，脂肪占30%～40%，控制餐后1 h血糖值在8 mmol/L以下，此外每日补充钙剂1～1.2 g，叶酸5 mg，铁剂15 mg。提倡少量多餐，每日分5～6餐。由于清晨体内产生拮抗胰岛素的激素浓度最高，糖尿病孕妇早餐后血糖最难控制，所以早餐量不宜过多，占全日总热量的10%，午餐和晚餐各占全日总热量的30%，其他为上午、下午及睡前加餐；注意多摄入富含维生素和纤维素的食物。

2.运动疗法

糖尿病孕妇应进行适当运动，能增强机体对胰岛素的敏感性，同时促进葡萄糖的利用，尤其较肥胖的孕妇。选择有节奏的运动，如散步等，不能剧烈运动，运动量不宜太大，一般使心率在每分钟120次以内；运动持续时间不宜太长，一般20～30 min。先兆早产或合并其他严重并发症者不适于运动疗法。

3.药物治疗

饮食疗法不能控制的糖尿病患者应首选胰岛素治疗，因磺胺类及双胍类等降糖药物均能通过胎盘，干扰胎儿代谢，有导致胎儿畸形或死亡的危险。

急需控制血糖、纠正代谢紊乱和酮症时用胰岛素皮下注射，30 min 后开始降血糖，作用持续 5～7 h。病情稳定后可用低精蛋白胰岛素和精蛋白锌胰岛素（通用名低精蛋白胰岛素），皮下注射 1.5～2 h 后开始降血糖，作用持续 12～18 h。胰岛素用量一般从小剂量开始，根据病情、孕周、血糖值逐渐调整，控制血糖在正常水平。

孕早期胰岛素有时需减量，随孕周增加胰岛素用量应不断增加，孕 32～33 周是胰岛素用量高峰时期，可比非孕期增加 50%～100%。胎盘排出后，体内抗胰岛素物质骤然减少，胰岛素所需量明显下降，通常应减少至分娩前的 1/3～1/2，并根据产后空腹血糖调整胰岛素用量。多数产妇于产后 1～2 周胰岛素用量逐渐恢复至孕前水平。

4.妊娠期糖尿病酮症酸中毒的处理

一旦尿酮体阳性应急查血糖、电解质、血 pH 及二氧化碳结合力，以除外饥饿性酮症。治疗原则如下。

（1）小剂量胰岛素 0.1 U/（kg·h）静脉滴注，每 1～2 h 监测血糖一次。血糖大于 13.9 mmol/L 应将胰岛素加入生理盐水静脉滴注，血糖小于 13.9 mmol/L 后，将胰岛素加入 5%葡萄糖盐水中静脉滴注。酮体转阴后，可改为皮下注射胰岛素调整血糖。

（2）积极纠正电解质紊乱。

（3）注意补液，纠正低血容量。

（三）糖尿病合并妊娠的产科处理

1.围生期监护

整个妊娠期均应加强对胎儿和孕妇的监护。妊娠早期应密切监测血糖变化，每周检查一次至妊娠第 10 周。妊娠中期应每 2 周检查一次，一般妊娠 20 周时胰岛素用量开始增加，需及时调整。20 周需 B 型超声检查了解胎儿发育情况，除外先天性畸形。妊娠晚期应每 3～4 周复查 B 型超声检查，监测胎儿发育情况，及时发现羊水过多的情况。每月测肾功及糖化血红蛋白含量，同时进行眼底检查。妊娠 32 周以后应每周检查一次，注意血糖、血压、水肿、蛋白尿情况，注意胎儿发育、胎儿成熟度、胎儿—胎盘功能等监测。必要时提前住院治疗，需提前终止妊娠者应评估胎儿肺成熟度。

2.适时终止妊娠

原则应在加强母儿监护、控制血糖的同时，尽量足月分娩。若血糖控制良好，无孕期并发症，胎儿宫内状况良好，应在近预产期（38～39周）终止妊娠。若血糖控制不满意，伴有血管病变，合并重度子痫前期，严重感染，胎儿发育受限，胎儿窘迫，孕38周前均应抽取羊水，了解胎肺成熟情况并注入地塞米松促进胎儿肺成熟，胎肺成熟后应立即终止妊娠。糖尿病孕妇经静脉应用地塞米松促肺成熟可使血糖明显升高，应注意调整胰岛素用量。

3.确定分娩方式

妊娠合并糖尿病本身不是剖宫产指征，如有巨大儿、胎盘功能减退、胎位异常或其他产科指征，应行剖宫产终止妊娠。糖尿病合并血管病变时，多需提前终止妊娠，行剖宫产分娩。

若糖尿病较轻，用药后控制好，情况稳定，胎盘功能良好，胎儿不过大，无其他产科指征，可选择经阴道分娩。阴道分娩过程中应监测血糖、尿糖、尿酮体情况，使血糖不低于 5.6 mmol/L，防止低血糖发生。也可按每 4 g 糖加 1 U 胰岛素比例给予补液。注意密切监测宫缩、胎心变化、产程进展，避免产程延长。产程大于 16 h 易发生酮症酸中毒，因此决定阴道分娩者应在 12 h 内结束分娩。

4.新生儿处理

糖尿病孕妇的新生儿娩出时要有儿科医生在场，无论体重大小均按高危儿处理。新生儿出生时留脐血检测血糖，生后 30 min 复查血糖，12 h 内每 2～4 h 查一次血糖。新生儿出生后半小时，喂 10%葡萄糖 5～10 mL/（kg·h），同时早开奶，注意防止低血糖、低血钙、高胆红素血症及呼吸窘迫综合征发生，多数新生儿生后 6 h 内血糖恢复正常。足月新生儿血糖小于 2.22 mmol/L，可诊断为新生儿低血糖。若不能口饲或口服葡萄糖，低血糖不能纠正，可静脉滴注 10%葡萄糖 3～5 mL/（kg·h），注意缓慢渐停。症状性低血糖者应 25%葡萄糖 3～4 mL/kg 静脉推注（1 mL/min），然后维持 10%葡萄糖静脉滴注，注意监测血糖变化。

5.产后处理

分娩后 24 h 内胰岛素用量应减至原用量的一半，48 h 减到原用量的 1/3，部分患者可不再需要胰岛素。妊娠糖尿病患者孕期空腹血糖明显异常者,产后应尽早复查空腹血糖(FPG),如果仍异常,应诊断为糖尿病合并妊娠;空腹血糖正常的妊娠糖尿病患者,应于产后 6～12 周行口服葡萄糖耐量试验检查,口服葡萄糖耐量试验异常者,可能为孕前漏诊的糖尿病患者,正常者亦应至少 2～3 年检查一次血糖。若再次妊娠,50%～70% 的患者可再次发生妊娠糖尿病。

七、预防

1.凡具有糖尿病高危因素的妇女,妊娠前应明确诊断,并给予积极治疗。

2.D、F、R、H 级糖尿病患者不宜妊娠,已妊娠者应尽早终止妊娠。

3.器质性病变较轻、血糖控制良好者,可在密切监护下妊娠,但应积极治疗,确保受孕前、妊娠期及分娩期血糖在正常范围。

4.妊娠合并糖尿病患者应有内分泌科医生和产科医生协助处理。

5.妊娠糖尿病多发生在妊娠晚期,大多数患者无任何症状和体征,空腹血糖正常,且未经控制的妊娠糖尿病的危害是巨大的,重视妊娠糖尿病的早期诊断、及时合理控制。

6.妊娠期糖代谢特点导致孕期血糖管理更为复杂,对糖尿病患者孕期不断进行血糖动态监测,及时调整胰岛素用量,维护血糖正常,可有效改善母儿预后。

第二节　妊娠合并急性阑尾炎

妊娠合并阑尾炎的发病率为 0.02%～0.1%,妊娠并不诱发阑尾炎,妊娠期阑尾炎的发生率亦不高于非孕期。但阑尾炎穿孔、破裂的发生率却较非孕期高 1.5～3.5 倍。由于孕期特殊的生理和解剖改变,使其临床表现不如非孕期典型,误诊率高达 36%。妊娠期消化道的移位及其他妊娠期改变,致使妊娠期阑尾炎的临床表现与非孕期差异很大,常使诊断发生困难。因而及早正确地诊断妊娠期急性阑尾炎,对降低孕产妇并发症的发生率和病死率有重要意义。

一、病因

（一）阑尾腔梗阻

阑尾腔梗阻或阻塞，致内容物滞留，引起炎症发生。常见的原因有胆石阻塞，妊娠期增大的子宫也可使阑尾移位发生扭曲，或使管腔狭窄。

（二）细菌感染

细菌可经受损的阑尾腔黏膜直接侵入，也可由其他感染部位经血运传入，也可继发于临近脏器的感染。

（三）胃肠功能失调

由于神经反射的作用，胃肠功能失调可致阑尾的痉挛或损害，而引起急性炎症。

（四）慢性阑尾炎复发

由于存在慢性病灶，可反复发作。

二、妊娠期阑尾炎的特点

（一）位置改变

随着妊娠子宫逐渐增大，阑尾位置也因子宫的推挤而逐月有所改变。约在妊娠 3 个月，阑尾根部在髂嵴下两横指，5 个月后相当于髂嵴高度，孕 8 个月底到达最高度，位于髂嵴上方 3～4 cm，分娩后 10 d 始复位。在上移同时，阑尾逆时针方向旋转，其长轴从原来指向内下方变成水平位，尖端指向脐部。最后有 60% 的阑尾呈垂直位，尖端向上，部分为增大的子宫所覆盖。如盲肠位置固定，则妊娠期阑尾位置并不变动。这种部位上的变动对妊娠期急性阑尾炎的诊断和预后有一定重要性。

（二）临床特点

妊娠早期阑尾炎的症状和体征可与非妊娠期阑尾炎临床表现一样，但是，恶心、呕吐、腹痛等表现常可能被误认为是妊娠反应或先兆流产。妊娠中期因子宫胀大，随阑尾的位移压痛点也发生变化，腹部体征可不明显。

（三）并发症多见

妊娠期阑尾炎穿孔及继发弥漫性腹膜炎不仅较非孕期多，且发生亦较早。其原因是在妊娠期肾上腺皮质激素增高等影响下，组织蛋白溶解功能提早并加强，毛细血管壁渗透性增高，致使局部防御及自行局限过程不能建立，炎症迅速扩散。此外，大网膜及肠襻被增大的子宫推挤而移位，不能发挥非孕时的局部防御性反应，无法将病变阑尾包裹使感染局限；又由于妊娠期盆腔充血及子宫收缩、阑尾位置经常变动，所以感染不易局限；而在分娩或早产后，子宫体迅速缩小，亦可使已局限的感染重新扩散。如果不能及时救治，炎症迅速发展，波及全腹，形成弥漫性腹膜炎，严重者可致脓毒血症、麻痹性肠梗阻，菌栓可致门静脉炎或多发性肝脓肿等，危及母儿生命。

三、临床表现

早期妊娠阶段其临床表现与非孕时相同。至中期妊娠后，随子宫增大，使阑尾距腹壁腹膜较远，其炎症反应不易反映到腹壁，加之阑尾移位，临床症状和体征有了明显变异。其表现如下。

（一）症状

1.腹痛

转移性右下腹痛较少见，右下腹痛不显著，常有感到右腹上区或腹部其他部位疼痛者。腹痛的性质和程度与病理类型有关，单纯性阑尾炎多表现为持续性钝痛或胀痛；化脓性或坏死性阑尾炎呈阵发性剧痛或跳痛；阑尾腔梗阻者多为阵发性绞痛。

2.消化道症状

多数患者伴有恶心、呕吐、腹泻等。而上述症状却为早孕期间所常有，往往被忽视。

3.全身症状

有全身不适、乏力、发热甚至寒战等。

（二）体征

1.腹部压痛

随妊娠进展，压痛点位置发生变化。因发炎阑尾移位至子宫侧后方深处，虽经反复检查可能不存在腹部压痛，或在侧腹壁及后腰部可能有压痛；腹肌紧张及腹壁强直现象亦不明显，甚至阑尾已穿孔已发展成弥漫性腹膜炎时，上述体征也不显著。以下检查方法有助

現代妇产科诊疗精要

于诊断。

（1）Bryan 试验：令患者右侧卧位，妊娠子宫移至右侧而引起疼痛，提示疼痛非妊娠子宫所致，可作为区别妊娠期阑尾炎与子宫疾病的可靠体征。

（2）Alder 试验：检查者手指放于最明显压痛点上，令患者左侧卧位，使子宫倒向左侧，如压痛减轻或消失，说明疼痛来自子宫。若疼痛较仰卧时明显，提示疼痛来自子宫以外病变，阑尾炎的可能性大。

（3）腰大肌试验：检查者手放在患者的右耻区，用手指向下加压，同时患者逐渐抬高伸直的下肢，阑尾即挤压在手与腰大肌之间引起压痛。

2.子宫收缩及胎儿情况

妊娠期急性阑尾炎时，胎儿的死亡率与阑尾炎的病情进展呈正相关，穿孔型的胎儿死亡率约为 20%，故应密切观察胎动、胎心及子宫收缩情况。

（三）辅助检查

1.血细胞分析

白细胞计数升高，核左移。

2.B 超检查

阑尾呈低回声管状结构，横切面呈同心圆似的靶样图像，直径不低于 7 mm 时为阑尾炎的超声诊断标准。

3.腹腔镜检查

Jadallah 通过 50 例疑急性阑尾炎患者做腹腔镜检查，认为腹腔镜是诊断妊娠期阑尾炎的安全有效方法。

四、诊断

（一）诊断要点

诊断时应注意如下情况。

1.疼痛点高于非妊娠位置。

2.反跳痛不明显，随孕周增加，症状更不典型。

3.阑尾炎伴随的恶心、呕吐、腹泻等消化道症状易与妊娠剧吐相混淆。

4.注意区分腹痛与阵痛，在妊娠后期难以区别宫缩所致的腹痛和阑尾炎的腹痛，且初发症状常是阵痛。

5.白细胞总数增多，升至 $12×10^9/L$ 以上并有核左移有临床意义。

（二）妊娠期急性阑尾炎的鉴别诊断

1.与妊娠有关的疾病

考虑腹痛是否由于早产、临产子宫收缩或发生胎盘早期剥离所致。

2.子宫以外的腹腔或腹壁内出血

如卵巢静脉丛破裂、腹直肌血肿等。后者常为突然增加腹压，如咳嗽等所诱发。凡内出血者均有失血性休克前兆，患者烦躁不安，与腹膜炎患者的安静呈鲜明对比。但由于后几种均须手术治疗，即使相互混淆亦不发生任何危害。

3.急性肾盂肾炎及胆囊炎

主要放在与这两种疾病的鉴别上，因这两种疾病均须进行内科治疗，不宜误诊。

五、治疗

急性阑尾炎不论处于妊娠哪一阶段，一经确诊均须立即手术治疗。目前急性阑尾炎发生严重并发症主要是由于延误手术时机所造成。由于妊娠期阑尾炎表现不典型，为降低孕产妇及胎儿死亡率，有时需放宽剖腹探查指征。凡高度怀疑急性阑尾炎者，宜将病情及利害关系与孕妇本人或其家属详细说明并征得同意后，及早进行剖腹探查，绝对不能犹豫不决。手术前后须应用抗生素。

如手术及时，术中防止孕妇缺氧及低血压，一般能很快恢复健康。中期妊娠阶段多可使妊娠继续。早孕手术后可有 20%诱发自然流产，晚期妊娠手术后亦有近 20%在几天内发动临产。因此，术后宜应用镇静剂，每天安定 20～40 mg 及大剂量孕酮肌内注射。在选用宫缩抑制剂时慎用β-受体激动剂如沙丁胺醇等，因已发现妊娠期急性阑尾炎并伴有肺损害与上述用药有关。早孕期可采用麦氏切口，中、晚孕时为便于暴露病灶及少干扰妊娠子宫，手术切口宜采用右侧腹直肌旁切口，约在子宫体上 1/3 的部位。术中操作轻柔，尽量避免刺激子宫，避免缺氧和低血压。腹壁切口愈合后，除分娩时局部稍有疼痛外，不影响阴道分娩。初产妇宜在第二产程，胎头到达盆底后，行会阴切开，低位产钳娩出胎儿，要避免过度使用腹压。

已有阑尾周围炎性肿块或周围脓肿形成或已发展成弥漫性腹膜炎时，应按腹膜炎治疗，大量抗生素静脉滴注，静脉补液及适量多次输血，以纠正水及电解质紊乱。手术操作要轻柔、简便。如病灶粘连不易清除时，可在盲肠部位或在直肠子宫窝行引流术。如无产科剖宫产指征，原则上不应同时行剖宫产术。如感染严重而且同时存在剖宫产术指征，则在剖宫取胎后同时行子宫切除手术，但有可能增加产妇病死率。

围生儿死亡主要是手术操作所致早产和重症阑尾炎发生化脓性腹膜炎对母儿的侵害。

第三节 妊娠合并急性胰腺炎

妊娠合并急性胰腺炎（acute pancreatitis in pregnancy，APIP）是危及母儿安全的最凶险的急腹症之一。炎性因子的刺激使母体血管扩张、血管通透性增加，伴随有不同程度的脱水现象；频繁呕吐时可导致水电解质及酸碱平衡紊乱，有效循环血量下降，甚至发展为休克及 DIC。随着病情进一步发展，病患出现全身炎症反应综合征，造成多器官功能衰竭。对胎儿的影响在于：炎性细胞因子的刺激使子宫血流异常，胎盘微循环障碍，导致流产、早产、胎儿宫内生长受限、胎儿宫内窘迫、死胎等。妊娠早期，由于应用大量的治疗胰腺炎的药物，可能有潜在的致畸作用。其发生率文献报道不一，一般认为发病率为 0.1‰～1‰，其可发生在妊娠各个时期及产后，以妊娠中、晚期最多见，发病急、进展凶险，国内孕产妇病死率及围生儿病死率为 20%～50%。

一、病因及病理

（一）病因

1.胆管疾病

最为多见，约占 50%，其中胆石症占 67%～100%。胆石受阻于 Oddi 括约肌，胆汁淤积，使胰管内压力增高、胰液外溢致胰腺炎发生；胆石阻塞胰管与胆管汇合后的共同道远端，使胆汁反流入胰管，激活胰酶和卵磷脂而引起胰腺弥漫性损伤和坏死。

2.妊娠的影响

（1）妊娠期，胆石症及胆管感染的发病率增高。

（2）妊娠剧吐、增大的子宫机械性压迫胰管、妊娠期胰腺分泌增加等使胰管内压增高，胰腺缺血。

（3）妊娠期血中三酰甘油浓度明显升高，尤其大量进食高脂饮食时，血脂升高可使胰腺腺泡细胞发生急性脂肪浸润并引起胰腺小动脉和微循环急性脂肪栓塞，使胰腺缺血坏死。

（4）妊娠期血清甲状旁腺激素水平增高，引发高钙血症，刺激胰酶分泌，增加了胰管结石形成的概率。

（5）在妊娠期雌孕激素、绒毛膜促性腺激素等多种激素影响下，血液黏稠度增加，影响胰腺微循环，同时频繁呕吐引起酸中毒及电解质紊乱，共同诱发胰腺炎。

3.其他

暴饮暴食、高脂饮食；腮腺炎、传染性肝炎等感染；十二指肠疾患；噻嗪类利尿药及四环素等药物的应用；乙醇中毒等导致。也有报道表明本病还有遗传倾向，是由于 N21 和 R117H 基因突变所致，Inoue 报道在急性胰腺炎孕妇检测到 PSTI 基因突变的家族史。

（二）基本病理改变

可出现不同程度的水肿、出血和坏死。

二、诊断

妊娠期急性胰腺炎的诊断同非孕期，但由于妊娠期症状、体征不典型，使诊断较非孕期困难。对于妊娠任何时期的腹上区疼痛的患者均应考虑到急性胰腺炎的可能。根据临床症状和体征，结合血、尿淀粉酶等实验室检查及影像学检查有助于本病的诊断。

（一）临床表现

急性胰腺炎可发生于妊娠任何时期，典型临床表现与非孕期相同，可分为急性水肿型及出血坏死型，前者占90%，大多继发于胆管疾病，常在饮酒及进高脂饮食后1～2 h突然发病。胰腺炎的三大症状为恶心、呕吐及上腹痛，95%患者有腹上区疼痛，疼痛起于上腹中部或偏重于一侧，放射至背部。若累及全胰，则呈腰带状向腰背部放射。疼痛呈持续性，剧烈的刀割样疼痛或刺痛，阵发性加重。水肿型腹痛数天后即可缓解，出血坏死型病情发展较快，腹部剧痛持续时间长并可引起全腹痛。90%的患者伴有恶心、呕吐，呕吐剧烈者可吐出胆汁，呕吐后腹痛仍不能减轻。初期常呈中度发热，38℃左右，并发感染者出现高热、寒战。严重者出现黄疸，消化道出血，呼吸困难，发绀，低血压，水、电解质及酸碱平衡紊乱，多脏器功能衰竭，弥散性血管内凝血等表现，甚至休克或猝死。

（二）体征

急性胰腺炎的腹部体征与其所致剧烈腹痛相比，相对较轻，是本病的特征之一。晚期妊娠时，受增大子宫及被推移的胃肠和网膜所遮盖，体征更不典型。常有中、上腹压痛，并发弥漫性腹膜炎时，腹肌紧张，压痛遍及全腹，并常有腹胀、肠鸣音消失等肠麻痹现象。胰腺刺激腹膜和膈肌可致腹腔积液、胸腔积液。出血坏死型者，可因血液或活性胰酶透过腹壁，进入皮下，在腰部的两侧或脐周皮肤有青紫色斑（Grey-Turner征和Cullen征）。低血钙时可有手足抽搐。并发黄疸、消化道出血、呼吸衰竭、休克、多脏器功能衰竭者有其相应的体征。

（三）辅助检查

1.实验室检查

（1）血、尿淀粉酶测定：90%以上的患者血清淀粉酶升高。一般于发病后2～6 h开始升高，12～24 h达高峰，48～72 h后开始下降，持续3～5 d。胰腺严重破坏时，淀粉酶非但不上升反而下降，常为预后凶险的急性出血坏死型胰腺炎的重要依据。Somogyi法测定值大于500 U/L（正常值40～180 U/L），有早期诊断意义。尿淀粉酶一般比血清淀粉酶升高晚 2～12 h，持续 1～2 周后缓慢下降。Winslow 法测定尿淀粉酶超过 250 U/L 时（正常值为 8～32 U/L）有临床诊断意义。

（2）脂肪酶测定：90%的急性胰腺炎患者脂肪酶升高（Tietz 法正常值为 0.1～1.0 kU/L），一般病后 72 h 开始上升，持续 7～10 d。对于晚期重症患者，持续增高的血清脂肪酶有诊断意义。

（3）其他：急性胰腺炎时可有血白细胞计数、红细胞比容、血清胰蛋白酶、淀粉酶/肌酐清除率、血糖、血脂、胆红素、AKP 等均可增高。

2.影像学检查

（1）B 超检查：有助于胰腺炎的诊断，其准确率可达 92%，B 超检查显示胰腺弥漫性增大，或局限性肿大，实质结构不均，界限模糊，胰管扩大，胰周有暗区，并有粗大强回声，有渗出液征象，提示出血坏死型胰腺炎。

（2）CT 增强检查：显示胰腺肿大，有明显的密度减低区，以体尾部为主，小网膜区、肠系膜血管根部及左肾周围有不同程度浸润。但需注意此检查对胎儿的影响。

（3）其他检查：必要时 X 线摄片、磁共振、胰胆管或胰血管造影等也可协助诊断，但需考虑其对胎儿的影响。

三、鉴别诊断

急性胰腺炎主要应与以下急症情况相鉴别。

（一）急性胃肠炎

多发生在进不洁食物之后，有恶心、呕吐，常伴腹泻。阵发性上腹或脐周疼痛，但腹痛不如急性胰腺炎剧烈。肠鸣音亢进，无腹膜刺激征，淀粉酶、脂肪酶正常。

（二）急性肠梗阻

脐部阵发性疼痛，严重呕吐，呕吐物常为宿食，可有粪样臭味。腹部可见肠型，肠鸣音亢进，有气过水声，腹膜刺激征多不明显，腹部 X 线检查可见肠腔内有气液平面。

（三）上消化道穿孔

多有溃疡病发作史，穿孔后全腹疼痛，检查见腹肌紧张，呈板状，有弥漫性腹膜炎表现。立位腹部透视多有膈下游离气体。腹腔穿刺可抽出淡黄色液体，可混有食物残渣。血清淀粉酶无明显升高。

（四）胆绞痛

多有胆管结石病史，疼痛以右腹上区明显，可放射至右肩，多反复发作。右上腹有深压痛，Murphy 阳性，多无腹肌紧张。结合 B 超及胆管造影检查，可以鉴别。合并急性胰腺炎时则同时出现后者症状和体征。

四、急救措施

妊娠合并急性胰腺炎的治疗原则同非孕期，即首先采用内科综合性治疗，同时加强对胎儿的监测，是否终止妊娠应个体化处理。

（一）非手术治疗

与非妊娠期的处理原则基本相同，主要包括以下几个方面。

1.解痉镇痛，解除胰管痉挛

镇痛可用哌替啶 50～100 mg，6～8 h 肌内注射 1 次。疼痛严重时也可 25～50 mg 静脉小壶滴入。也可用吗啡 10 mg 肌内注射，为防止其 Oddi 括约肌收缩的不良反应，应同时加用阿托品。解痉常用阿托品 0.5 mg 肌内注射，每日 3～4 次或溴丙胺太林 15 mg，饭前口服，每日 4 次。应用止痛药应注意呼吸情况及胎心改变，止痛后或必要时即减量或停药。用解痉药则应观察肠蠕动，并注意与肠麻痹鉴别。

2.禁食

可使胰腺免受食物和胃酸的刺激，从而使其分泌减少到最低限度，同时可避免和改善胃肠的过度胀气，通常列为治疗常规。但长时间禁食会引起代谢紊乱、肠管黏膜萎缩、细菌易位、继发性深静脉感染等，因此腹痛消失即可开始进少量流食。

3.补液治疗

胃肠减压、胃肠外营养、纠正水电解质紊乱，维持血容量，提高胶体渗透压，每日补液 3000～4000 mL，其中 1/4～1/3 宜用胶体液。

4.抑肽酶的应用

抑肽酶能抑制胰蛋白酶、纤维蛋白溶酶及酶原的激活因子。用法：第一、二天给予每天 8 万～12 万 U 缓慢静脉推注（每分钟少于 2 mL），以后每天 2 万～4 万 U 静脉滴注，随病情好转减量，维持 10 d。

5.抗感染

引起胰腺感染的常见病菌为大肠埃希菌、金黄色葡萄球菌、铜绿假单胞菌等。通过细菌培养及药敏试验指导用药，孕妇用药时注意须选用能在胰腺内形成有效浓度的抗生素，如环丙沙星、头孢他啶、氨苄西林等。对肾脏有损害的抗生素应避免使用。

（二）手术治疗

APIP 的急诊手术并不能阻止早期病情发展，反而会增加术后并发症及死亡率，不是治疗的首选方法。但当出现下列情况时，应考虑手术治疗。

1.经内科积极治疗 48 h 以上，症状、体征不见好转。

2.保守治疗后病情仍在加重，影像学提示胰周浸润范围扩大，出现腹腔间隔综合征（ACS）。

3.急性期腹腔内大量渗出，腹内压明显增高。

4.合并胆管梗阻。

5.合并胃肠穿孔，出现腹膜炎症状。

6.胆源性胰腺炎合并胆管感染。

7.出血坏死型胰腺炎合并胰周脓肿或感染性积液。

8.术前难以排除其他原因所致的急腹症患者。

手术力求简单、有效，最佳手术时限应在妊娠中期和产褥期。手术方式取决于患者一般情况及胰腺的坏死程度和范围，主要是清除坏死的胰腺组织，胰床和后腹膜充分引流。胆源性者要解除胆管疾病，"T"管引流。必要时行胃、空肠、胆管造口术等相应的处理，一般不做超范围的清除手术，以减轻并发症。内镜治疗是胆源性急性胰腺炎治疗的重大突破，内镜下切开括约肌，放置引流管，可清除胆管结石，恢复胆流，减少胆汁胰管反流，疗效明显优于传统治疗，母婴死亡率大大降低。

五、术后处理

手术后仍应继续保守治疗，使胰腺处于完全"休息"状态，以利病情好转。

1.禁食 7~14 d，经空肠管饲营养，直至能经口进食。

2.营养支持疗法：高热量、高蛋白、低糖、低脂肪饮食，少食多餐，食物多样化，切不可暴饮暴食，防止再诱发此病。

3.应用抑酶及制酸药物。

4.抗感染。

5.持续腹腔灌洗，保持引流通畅。

6.观察产科情况，注意子宫收缩和胎心，酌情用镇静剂，防止早产。

7.出院后密切随访，注意可能形成胰腺假性囊肿而致反复疼痛或炎症复发，甚至可发生破裂。

六、产科处理

（一）预防早产

75%妊娠合并急性胰腺炎在妊娠晚期，早产发生率为 40%，因此保守治疗的同时应进行保胎治疗，并加强对胎儿的监护，如进行 NST、胎动计数及 B 超检查等。

（二）终止妊娠

若发生胎儿窘迫，估计胎儿娩出后有生存能力，应及时行剖宫产；若已足月，则考虑终止妊娠以解除胰腺受压；已临产者除非胎儿较小产程进展快，可经阴道分娩，一般选择剖宫产；若已胎死宫内者考虑引产，产后子宫缩小，便于外科手术。在剖宫产同时做胰腺探查。

七、预后

早期诊断、早期治疗是降低病死率的基础。母婴的危险性与胰腺炎病情轻重有关，据文献报道孕妇病死率为 5%~37%，急性重症胰腺炎胎儿病死率可高达 40%。而近年来对该疾病病因的进一步认识、对消化酶的快速测定、影像内镜技术的发展、营养支持治疗的应用及外科治疗模式的改进等，皆为预后改善提供了条件。值得注意的是，胆石性急性胰腺炎经保守治疗缓和后，产后复发率仍高达70%，应予随访观察。

八、预防

妊娠合并急性胰腺炎对孕妇和胎儿的危害很大，应尽量避免发生。由于胆管结石是妊娠合并急性胰腺炎的重要诱因，建议孕前已有胆石症者，特别曾发生过胆绞痛的患者，应在胆囊切除后再怀孕。同时，孕期补充营养很有必要，特别是蛋白质、维生素、微量元素等的补充，孕期不宜暴饮暴食，不宜饮酒。

第四节　妊娠合并肝内胆汁淤积症

妊娠期合并肝内胆汁淤积（IOP）是一种妊娠期常见的、严重的妊娠并发症，临床上以皮肤瘙痒、黄疸、产后症状消失及病理学显示胆汁淤积为特征。

一、病因与发病机制

1883年，Ahlfeld首次提出该病的存在，直到1970年以后人们才普遍接受ICP的概念，是一种严重的妊娠并发症，以妊娠中、晚期出现黄疸为特点，早产率及围生儿死亡率高。1976年，Reid明确指出，ICP的早产及胎儿窘迫是危及胎儿的重要因素。

目前，ICP确切的发病原因尚未阐明。大量基础研究、流行病学及临床资料表明，ICP的发病可能是有遗传易感性的妇女，在环境因素的作用下，妊娠时雌激素和孕激素的代谢异常，出现了肝内胆汁淤积。ICP的发病机制目前主要有以下5种学说。

（一）以雌、孕激素发病学说为主的内分泌学说

其原因可能是患者对雌、孕激素作用过度敏感，或肝脏缺乏处理后的儿茶酚胺氧化甲基转移酶。

在妊娠期，随着雌、孕激素的增加，雌激素可引起逆行的胆汁淤积，而孕激素水平的

增高也可加强雌激素的作用，使胆管系统通透性发生改变，Na^+及K^+-ATP酶活性降低、细胞膜液态流动性降低、激素和胆汁酸代谢异常、肝脏蛋白质合成改变等引起胆汁淤积。胆汁在毛细血管的排泄发生障碍，血液中胆红素升高，皮肤出现黄疸。另外，胆汁淤积后，胆汁黏稠度增加，胆酸排泄受阻形成胆栓，引起血液中胆酸浓度明显增高，胆酸积聚于皮下，刺激皮肤感觉神经末梢引起瘙痒。

研究发现，ICP患者血中雌、孕激素，胆汁酸的代谢产物与正常妊娠妇女对照有明显差异，但血清胆汁酸升高对于ICP为非特异性的。有些患者可较正常值升高10～100倍，尤其以胆汁酸浓度升高更为明显，且母血胆汁酸浓度与脐血胆汁酸浓度具有相关性。

（二）遗传因素

传统的遗传模式研究发现，ICP的亲代遗传可能是按孟德尔优势遗传模式进行的。

ICP的发病呈现出地区与人群分布的明显差异。在不同的人种中ICP表现出不同的发病率，目前所知的发病率最高的种族为智利阿劳干人，属于印第安后裔（28%）。对英国伯明翰南部人群进行流行病学调查，发现当地的亚洲后裔比白种人发病率明显偏高。

Eoranta等对56例ICP患者的直系亲属进行了调查，发现ICP患者的亲属中其姐妹和母亲发生ICP的比例分别为9%和11%，比当地非ICP患者家属的患病率明显升高。

（三）硒缺乏学说

ICP患者血清及血浆硒浓度和谷胱甘肽过氧化物酶（GSH-Px）的活性均低于健康孕妇。由此推测，可能由于患者血硒水平降低，以及硒代谢增加，导致GSH-Px活性降低，抗氧化能力降低，加之胎盘组织雌激素负荷增加，导致氧自由基形成，破坏肝细胞膜，从而降低胆汁的排泄。

（四）免疫因素

近年来国内外的研究表明，ICP患者体内Th1/Th2型细胞因子平衡已由Th2向Th1方向偏移，细胞免疫功能增强，导致胚胎组织被母体排斥。

ICP患者的胎盘产生过多的肿瘤坏死因子-α（TNF-α）和干扰素，可进入母体循环，并通过以下途径参与ICP的发病：损伤肝脏、破坏母—胎免疫平衡、过氧化损伤、胎盘滋养细胞产生和分泌的 TNF-α，以旁分泌或自分泌的方式促进胎盘组织雌激素的合成和分泌。

研究发现，ICP 患者血清中 IgG 水平下降，说明 IgG 类封闭抗体减少导致免疫保护作用减弱，从而发生异常免疫反应。

（五）环境因素

环境及营养因素可能会增加孕妇发生 ICP 的危险性。经产妇再次发生 ICP 的概率＜70%，ICP 冬季比夏季的发生率要高。在智利的一项流行病学调查发现，ICP 患者体内血浆硒与锌的浓度明显低于正常妊娠者。

二、临床表现

本病发病率平均＜1%，但其发病受种族和遗传因素的影响。ICP 因不同国家、地区及种族发病率差异较大。国内的发病率为 0.3%～4.4%。本病多发生于妊娠后 3 个月（平均为妊娠 31 周）。

（一）瘙痒

常是首发症状，开始表现为间断性瘙痒，随后可发展为持续性瘙痒。瘙痒程度不一，腹部是最早发病部位，可发展至躯干和四肢，严重者可发展至全身，再次妊娠仍可复发。瘙痒的原因是胆汁淤积，胆盐刺激感觉神经末梢所致。

（二）黄疸

20%～50%的患者可在瘙痒发生后数日至数周内出现黄疸，也有部分病例同时伴随瘙痒发生，可持续整个妊娠期，于分娩后数周消退，黄疸常在再次妊娠时复发。黄疸程度通常较轻，有时仅为巩膜轻度黄染。

（三）其他症状

50%的患者可因高胆红素血症而出现尿色变深，由于肠道中胆汁酸减少，脂肪吸收不良，粪脂肪排泄增加，20%的患者可出现脂肪泻，也可影响脂溶性维生素的吸收。极少数人可发生失眠、情绪改变、倦怠、乏力、消化不良、食欲减退及恶心、呕吐等。

三、辅助检查

（一）血清胆汁酸

胆汁酸是胆汁中胆烷酸的总称，人类的胆汁酸主要有两种，胆酸及鹅去氧胆酸。在肝细胞损伤或肝脏分泌功能下降时，胆汁酸排泄不畅而在血液中积聚。ICP 患者血清总胆汁酸（TBA）水平显著升高，可增至相同孕周正常孕妇的 5～8 倍，其增高幅度和异常发生率高于血清氨基转移酶和胆红素的变化，是诊断 ICP 的敏感性指标。

（二）肝功能的测定

1.丙氨酸氨基转移酶（ALT）和天冬氨酸氨基转移酶（AST）：血清 ALT、AST 变化是肝细胞损害的敏感指标，有报道认为，20%～80% ICP 患者的 ALT、AST 水平升高，多数呈轻度升高，一般不超过正常上限的 4 倍，仅个别可增高 10 倍。以 ALT 水平升高来诊断 ICP 的灵敏性仅次于血清总胆汁酸。

2.80%以上患者碱性磷酸酶（AKP）中度升高，但波动范围较大，其改变与妊娠 20 周后胎盘产生的同工酶有重叠现象，故该测定对 ICP 的诊断无明显价值。

3.多数研究显示，正常孕妇血清胆红素降低，与妊娠期血液稀释有关。ICP 患者血清胆红素升高，报道升高比例为 20%～66%不等。

4.一般来说，血清蛋白/球蛋白（A/G）比值下降，提示肝功能受损，血清蛋白/球蛋白比值倒置，多见于肝脏损伤严重，病变范围较大者。正常妊娠时血清蛋白较非孕时降低 25%，球蛋白则持平，因而导致血清蛋白/球蛋白比值降低。

但有报道显示，ICP 孕妇血清蛋白、球蛋白水平与正常孕妇无显著差异。

四、组织病理学检查

组织病理学检查为非特异性。肝脏活组织检查可见轻度非特异性胆汁淤积、胆小管扩张、肝实质染有胆色素而无肝细胞的损伤。

五、诊断

主要依据临床表现，实验室检查，并排除相关疾病，如急性病毒性肝炎、妊娠合并胆总管结石、妊娠期急性脂肪肝溶血、妊娠期药物性黄疸、低血小板计数综合征和药物中毒史。

（一）诊断标准

1.伴或不伴黄疸的全身瘙痒，常起病于孕 28～32 周，亦有早于 12 周者，常最先发生于手掌和脚掌，可波及全身，无原发性皮疹。

2.黄疸，发生在瘙痒后 2 周左右，发生率为 20%，黄疸程度较轻。

3.符合胆汁淤积的生化异常，AST、ALT、胆汁酸、胆红素等均可出现轻至中度升高。

4.分娩后缓解。

（二）分度标准

1.轻度

血清胆红素＜21μmol/L，直接胆红素＜6μmol/L，ALT＜250 U/L，AST＜250 U/L。

2.重度

血清胆红素＞21μmol/L，直接胆红素＞6μmol/L，ALT＞250 U/L，AST＞250 U/L。

六、治疗

原则为对症治疗，减轻瘙痒。轻者局部应用具有润滑和止痒作用的洗剂，如炉甘石洗剂或含有 0.125%薄荷成分的润滑剂。

（一）考来烯胺

考来烯胺为一种强碱性离子交换树脂，在肠腔内与胆汁酸紧密结合，形成不被吸收的复合物，从粪便中排泄，从而阻断胆汁酸的肝肠循环，降低血清中胆汁酸的浓度。用法：每次 4 g，每天 2～3 次，能减轻瘙痒症状。因该药同时具有抑制小肠对维生素 K 的吸收，易引起孕产妇出血，故在口服考来烯胺的同时，需补充维生素 K 和其他脂溶性维生素。

（二）熊去氧胆酸（ursodeoxycholic acid，UDCA）

熊去氧胆酸是一种亲水性的胆酸，近年来，国外学者已将其列为治疗 ICP 的一线药物。本品作用机制有以下 3 个方面：①通过改变其亲水性，从而改变胆汁酸池中胆汁酸总的分布，有利于清除胎儿血液循环中的胆汁酸。②替代肝细胞膜上毒性较大的疏水性胆汁酸，而起到保护肝细胞的作用。③刺激胆汁分泌，降低肝细胞中胆汁酸的浓度。

Serrano 等研究表明，熊去氧胆酸不仅降低母体的转氨酶和胆汁酸水平，而且还有修复胎盘滋养细胞，将胆汁酸从胎儿体内输送至母体血液循环的功能。推荐剂量为 15 mg/kg，连用 3 周，能有效地缓解 ICP 的瘙痒症状和改善生化异常指标。熊去氧胆酸起效快于考来烯胺，并且控制瘙痒作用持久。熊去氧胆酸对母婴具有安全性，不仅可以缓解瘙痒，还可以降低胎儿早产率和死亡率。

（三）地塞米松

Hirvioja 等研究发现，20 mg/d 的地塞米松，连用 6 天，可以降低雌激素水平，从而缓解瘙痒症状。

（四）S-腺苷蛋氨酸（SAM）

能有效地缓解妊娠期肝内胆汁淤积的瘙痒症状，降低血中胆酸和转氨酶的浓度，取代胆汁淤积时在胆汁酸池蓄积的鹅去氧胆酸、石胆酸等，可抑制与细胞膜结合的胆固醇和磷脂的溶解，达到保护肝细胞的目的，从而降低 ALT、AST 等。补充外源性 S-腺苷蛋氨酸，有助于受损的肝细胞功能的恢复。临床观察发现，S-腺苷蛋氨酸能有效地缓解妊娠期肝内胆汁淤积的瘙痒症状，降低患者血中胆汁酸及转氨酶的浓度。

（五）紫外线 B（UVB）照射

严重病例可应用 UVB 照射。Zoberman 和 Wong 研究发现，3～5 天/周的 UVB 照射可以有效地缓解瘙痒。

（六）抗组胺药

有辅助治疗的作用，只作为替代疗法。

（七）其他

国内研究报道，以茵陈为主药的中药组方治疗 ICP 有良好疗效，同时加强胎儿监护，如定期进行无应激试验（NST）、胎儿心电图、脐动脉血流图、B 超等检查，若发现异常及时终止妊娠、加强新生儿监护、预防产后出血等。

七、对妊娠的影响

产后几天内迅速好转，再次妊娠的复发率极高。产后口服避孕药和再次妊娠可诱发本病。

（一）对孕妇的影响

1.ICP 患者血中胆红素升高，皮肤可出现黄疸。

2.高浓度胆汁酸积聚于皮下，刺激皮肤感觉神经末梢引起瘙痒。

3.由于肝内胆盐向肠道分泌不足，维生素 K 吸收下降，使肝脏合成凝血因子 II、VI、X 减少，容易导致产后出血。

（二）对胎儿的影响

ICP 对胎儿的影响较大，可导致早产、胎儿窘迫及胎死宫内等，使围产儿发病率、病死率及早产率增高，属于高危妊娠范围。

1.早产

早产是 ICP 围产儿病死率的原因之一，可能有以下 4 种因素的综合结果：①胎儿对甾体物质代谢障碍。②母儿高水平胆汁酸刺激前列腺素释放，诱发早产。③胆汁酸可激活子宫肌细胞催产素受体路径，使子宫肌纤维对催产素的敏感性增加，从而导致早产。④胆汁酸在胎盘绒毛间隙沉着导致绒毛间腔狭窄，胎盘灌流量减少，使子宫平滑肌敏感性增加，从而导致早产。

2.胎儿窘迫及围产儿死亡

据国外资料统计，胎儿窘迫，羊水粪染的发生率为 27%～77.8%，其胎儿死亡率也很高，为 0.3%～13.4%。

目前多数学者认为，ICP 胎儿死亡或产时胎儿窘迫可能是胎儿急性缺氧的结果。国内外学者认为，高浓度的胆汁酸血症可引起胎盘绒毛表面的血管痉挛，血管阻力增加，流经胎盘间隙的氧合血流量明显降低，导致胎儿灌注及氧交换急剧下降而引起胎儿窘迫。

高浓度的胆汁酸通过胎盘进入胎儿体内，通过其细胞毒作用破坏线粒体膜，产生氧自由基，出现呼吸链功能障碍和胎儿对氧的利用障碍。另外，ATP 产生下降，胎儿维持生长代谢的能源物质减少，代谢旺盛的重要器官，如肝脏、肾上腺等功能减退；甾体激素和皮质醇的生成下降。

第五节　妊娠合并贫血

妊娠合并贫血是妊娠期最常见的并发症。妊娠期间的血容量与非孕期相比约增加 50%，达 1500 mL 左右，但血浆的增加较红细胞多且出现的时间早，前者约增加 1000 mL，后者仅 500 mL 左右，故在妊娠晚期容易出现血液稀释。在工业化国家妊娠期缺铁的发生率约为 20%，东南亚国家妇女妊娠期缺铁的发生率高达 50%，叶酸缺乏的发生率为 30%～50%。由于全身血液循环中的红细胞数的测定比较复杂，故更多以血液循环中血红蛋白的浓度作为诊断标准。我国将血红蛋白浓度是否低于 100 g/L 作为判断生理性贫血和病理性贫血的标准。除此之外，红细胞数量、红细胞比容也是判断贫血的病因、类型、程度以及疗效的重要依据。妊娠合并贫血以缺铁性贫血最为常见，其次是巨幼红细胞性贫血和再生障碍性贫血。

妊娠期贫血通常分为四度，见表 2-1。

表 2-1　妊娠期贫血分度

	RBC（$\times 10^{12}$/L）	Hb（g/L）
轻度贫血	3.00～3.50	80～100
中度贫血	2.00～3.00	60～80
重度贫血	1.00～2.00	30～60
极重度贫血	1.00	<30

一、缺铁性贫血

孕期从食物中摄取铁的量不足或吸收不良，均可导致缺铁性贫血，约占妊娠合并贫血的 95%，与妇女所在地区的经济发展状况密切相关，在发展中国家其发病率可达 50% 以上。

严重贫血者孕产妇及围生儿的死亡率明显升高，因此妊娠期特别是妊娠后期的补铁十分重要。

妇女因月经血量的丢失以及摄入铁的相对不足，多数在非孕期即已存在储备铁的缺乏。妊娠后妇女对铁的需要量较孕前有很大增加，整个孕期约需铁 800 mg。虽然妊娠期机体对铁的吸收率逐渐升高，至妊娠末期铁的吸收率更可高达 40%，但每日从食物中摄取的铁量仍不能满足妊娠的需求，若不注意及时补铁加以纠正，则很容易耗尽储备铁而出现贫血。

（一）贫血对妊娠的影响

1.对孕妇的影响

轻度贫血不会对孕妇造成太大影响，但当贫血严重，特别是血红蛋白＜60 g/L 时，可因心肌缺氧而导致贫血性心脏病的发病率增加。贫血还可导致妊娠期高血压使妊娠高血压综合征性心脏病增加。另外，孕妇严重贫血时对分娩和手术的耐受力大大下降，易发生失血性休克。抵抗力下降还可导致产褥感染。

2.对胎儿的影响

Liao QK 等研究发现妊娠妇女体内铁储量下降时，胎盘微绒毛膜处的铁蛋白受体的表达会增加，并以此来维持母胎之间铁的动态平衡。因此一般情况下，胎儿缺铁不会太严重，仅当孕妇在重度贫血时可能因胎盘供氧不足而导致胎儿窘迫、胎儿宫内发育迟缓，以及早产、死胎等。Lewis RM 等研究发现缺铁小白鼠的胎盘绒毛总表面积和绒毛长度密度均有明显地减少，从而导致胎盘发育滞后、胎儿宫内发育迟缓。

（二）诊断要点

1.临床表现

（1）病史：既往已经存在贫血史；月经偏多或经期延长等病史；妊娠早期剧烈呕吐、胃肠功能不良等所致的营养缺乏史。

（2）症状：轻者症状不明显，严重者可出现全身无力、面色苍白、头晕、心悸、食欲缺乏等，甚至是贫血性心脏病、心力衰竭。

（3）体征：可以出现眼睑、甲床、皮肤黏膜苍白，皮肤毛发缺乏光泽、粗糙，长期贫血者可见反甲、指甲脆而易裂，部分患者还可出现口炎、舌炎等。

2.辅助检查

（1）外周血象：血涂片呈典型的小细胞低色素改变，血红蛋白＜100 g/L，红细胞＜3.5×10¹²/L，血细胞比容＜0.30，网织红细胞可以正常或稍降低，白细胞和血小板一般无异常。

（2）血清铁＜6.265μmol/L（35μg/dL），总铁结合力＞53.7μmol/L（300μg/dL），铁饱和度降低到10%以下。

（3）骨髓象：红细胞系统增生活跃，以中幼红细胞为主，晚幼红细胞量较少，体积小，胞质少，铁颗粒少。粒细胞和巨核细胞系统多无异常。

3.鉴别诊断

本病主要与巨幼细胞贫血和再生障碍性贫血相鉴别，一般根据病史、症状、体征和典型的血象、骨髓象等鉴别并不困难，应警惕几种贫血同时存在的可能性。

（三）治疗

1.一般治疗

孕前及孕期多进含铁丰富的食物，如动物肝脏、豆类、蛋类等。积极纠正慢性失血性疾病，如寄生虫病等。补充富含维生素 C、能促进铁吸收的药物和食物，纠正不良的饮食习惯。

2.药物治疗

（1）补充铁剂：硫酸亚铁 0.3 g，每日 3 次口服，同时服用维生素 C 0.1 g 或 10%稀盐酸 2 mL 可更有效地促进铁的吸收；10%枸橼酸铁胺 20 mL，每天 3 次口服；富马酸亚铁 0.2g，每日 3 次口服；右旋糖酐铁 50 mg 肌内注射，每日注射或隔日注射 1 次。

（2）输血：重度贫血的孕妇，足月接近分娩或需紧急终止妊娠时，需少量、多次输新鲜血，以免加重肝脏负担。伴随心功能不全者可以输压积红细胞代替新鲜血。

（3）产时及产后的处理：临产后应积极备血，建立静脉通道；密切监测产程，防止产程延长；宫口开全后可行产钳或胎头吸引器助产以缩短第二产程，胎肩娩出后即可静脉滴注缩宫素 20 U，出血较多时，若血压不高可肌内注射麦角新碱 0.2 mg；必要时输新鲜全血，产后需给予广谱抗生素预防感染。

二、巨幼红细胞性贫血

巨幼红细胞性贫血临床上较为少见，其在妊娠期的发病率为 0.5%～2.6%，占全部贫血的 7%～8%，多发生于经济情况较差的贫困地区，与叶酸或维生素 B_{12} 缺乏有关。当叶酸或维生素 B_{12} 缺乏时，DNA 合成减少，红细胞核发育停滞。RNA 与 DNA 比例失调，导致红细胞体积大而核仍处于幼稚状态，形成巨幼红细胞。妊娠期的叶酸及维生素 B_{12} 缺乏主要因摄入量减少或吸收不良造成。为了满足妊娠和胎儿生长发育的需要，孕期需要的叶酸量比非孕期约增加 5 倍以上，可导致叶酸及维生素 B_{12} 的摄入量相对不足，若伴随长期偏食、挑食以及有慢性胃炎、胃大部切除术后等异常情况，可加重叶酸和维生素 B_{12} 的缺乏。另外，遗传性内因子缺乏亦可导致巨幼红细胞性贫血。

（一）巨幼红细胞性贫血对孕妇及胎儿的影响

贫血严重时可导致贫血性心脏病以及妊娠高血压综合征，另外也使得产褥感染、胎盘早剥的发病率明显增高。叶酸缺乏主要影响胎儿神经系统的发育，可导致无脑儿、脊柱裂等畸形及早产、胎儿宫内发育迟缓、死胎等。

（二）诊断要点

1.临床表现

（1）病史：可有偏食、胃肠功能不良，孕期因频繁呕吐、食欲下降等摄入不足和吸收不良史，以及家庭中有遗传性内因子缺乏患者等情况。

（2）症状：贫血程度重者常表现为乏力、头晕、心慌气短或伴腹泻、舌炎、表情淡漠等，维生素 B_{12} 缺乏还可有周围神经炎的症状，如肢端感觉减退、刺痛、冰冷等感觉异常以及妄想、忧郁等精神症状。

（3）体征：多数患者均可有不同程度的皮肤黏膜苍白，躯干、四肢的水肿。舌呈鲜红色，有时可见舌面上的小溃疡，疾病严重者还可见舌乳头萎缩、光滑，呈"镜面舌"改变。

2.辅助检查

（1）血象：呈大细胞正细胞色素性贫血，红细胞体积＞94 fL，红细胞平均血红蛋白＞32 pg。红细胞大小不均，见异形红细胞。网织红细胞正常，中性粒细胞分叶过多，白细胞可轻度减少。血小板亦可减少。

（2）骨髓象：骨髓血片红细胞系呈巨幼红细胞增生，巨幼红细胞可占骨髓有核细胞的50%，核染色质疏松，红细胞体积大，而核发育相对缓慢，呈核浆发育不平衡状态。粒细胞分叶过多，常见 6 个以上的分叶。巨核细胞系可无异常。

（3）血清叶酸＜6.8 mmol/L，红细胞叶酸＜2.27 mmol/L，常提示叶酸缺乏。

（4）血清维生素 B_{12} 值＜90 pg/mL，可认为维生素 B_{12} 缺乏。

（三）治疗

1.一般治疗

孕期注意营养保健，多进食新鲜水果、蔬菜、肉蛋类、动物肝脏等含维生素 B_{12} 和叶酸丰富的食物。纠正偏食、挑食等不良的饮食习惯，积极治疗胃肠炎等影响叶酸吸收的原发病。

2.药物治疗

（1）叶酸：妊娠晚期可每日 10 mg 口服，口服不能耐受者可 10～30 mg 肌内注射，每日 1 次，直至贫血纠正。

（2）维生素 B_{12}：100μg 肌内注射，每日 1 次，2 周后改为每周 2 次，连用 4 周。对于维生素 B_{12} 缺乏的患者单用叶酸可使原有的神经系统症状加重，应配合补充。

（3）输血：对于重度贫血者可少量多次输新鲜全血或压积红细胞。

（4）产时及产后的处理：密切监测产程，防止产程延长，尽量缩短第二产程，积极备血、输血，预防产后出血，产后给予广谱抗生素预防感染。

三、再生障碍性贫血

再生障碍性贫血是骨髓造血干细胞和造血微环境受损，骨髓有效造血组织明显减少，以致造血功能减退，出现全血细胞（红细胞、白细胞、血小板）减少的一种疾病。妊娠合并再生障碍性贫血较为少见，国内报道其发病率为 0.029%～0.08%。

（一）病因

原发性再生障碍性贫血多数病因不明，好发于青壮年，可能与遗传因素有关。而继发性再生障碍性贫血与多种因素，如理化因素、生物因素等有着密切的联系。

1.理化因素

长期从事有害作业如接触苯及其衍生物、农药、砷、汞及经常接触各种电离辐射如 X 线、放射性核素等均可损害骨髓的造血功能，而妊娠妇女对这些有害的理化因素似乎更加敏感。

2.生物因素

各种细菌、病毒或寄生虫导致的急慢性感染均有可能导致再生障碍性贫血的发生，其原因目前还不十分明确，推测可能与感染后的免疫损伤有关。另外，妊娠期的生理变化也可加重再生障碍性贫血的病情。

3.其他因素

某些药物可以抑制骨髓的造血功能，这使得药物与再生障碍性贫血的发病密切相关。这些药物包括保泰松、氯霉素、吲哚美辛、甲氧苄啶、磺胺甲噁唑等。妊娠期间服用药物与再生障碍性贫血的发病是否有必然联系，目前尚缺乏充足依据。另外，有学者认为，部分发病与患者的自身免疫机制有关，极少数患者还与遗传因素有关。

（二）再生障碍性贫血与妊娠的关系

妊娠期间患再生障碍性贫血者极少，绝大多数患者在妊娠之前已合并有此病。由于妊娠前患者已存在贫血，妊娠后血容量增加，血液稀释加重可使贫血更加恶化，此时容易发生贫血性心脏病，甚至是充血性心力衰竭。外周血中白细胞减少，病态造血又使血小板的质量发生异常，使患者的出血倾向加重，容易导致鼻黏膜及胃肠黏膜的出血。孕妇若再伴有其他妊娠并发症或感染，亦可使病情加重，导致孕产妇死亡率增加。合并再生障碍性贫血的孕妇常因严重的败血症、心力衰竭以及颅内出血而死亡。再生障碍性贫血发生于新生儿的可能性不大，贫血较轻者可对胎儿无太大的影响，贫血严重者可使早产、胎儿发育迟缓、死胎、死产的出现机会增加。

（三）诊断要点

1.临床表现

（1）病史：孕前有接触有害化学物质，如苯的衍生物以及有害射线的经历。曾接受氯霉素、保泰松、苯妥英钠等药物的治疗史。各种急慢性病原微生物的感染史。

（2）症状：①贫血，随着妊娠的进展，血液进一步稀释及骨髓造血功能的逐渐减退，贫血进行性加重，无效造血使得生成的红细胞在释放到外周血以前就被破坏。②出血，可表现为全身皮肤黏膜，如牙龈、鼻黏膜、消化道黏膜及颅脑内的出血，系因血小板的数量减少和功能异常所致。③感染，粒细胞减少，淋巴组织萎缩，导致机体的防御能力下降，加上产后阴道出血，胎盘剥离面创伤，更容易造成生殖道和全身性的感染。

（3）体征：除贫血特有的皮肤黏膜苍白、精神萎靡、乏力、身材瘦弱以外，可于皮肤黏膜上发现细小的出血点，散在分布。

2.辅助检查

（1）血象：外周血中血红蛋白、白细胞、血小板均降至正常值以下，若网织红细胞<1%，中性粒细胞绝对值<$0.5×10^9$/L，血小板<$20×10^9$/L，常提示急性再生障碍性贫血。

（2）骨髓象：至少两个系造血细胞减少，一个或多个部位的增生不良，巨核细胞减少而脂肪细胞等非造血细胞增加。

（四）治疗

1.治疗原则

增强营养，纠正贫血；积极预防全身性出血；提高机体免疫力，防止感染。

2.一般疗法

补充铁剂、维生素和蛋白质，改善一般情况，提高免疫力，适当给予止血药来防止皮肤黏膜的出血。

3.支持疗法

间断吸氧，少量多次输新鲜全血，以迅速纠正三系减少。亦可间断给予成分输血，如浓缩血小板和血细胞比容等。在终止妊娠前就应开始给予广谱抗生素预防感染。

4.激素疗法

对于急性再生障碍性贫血的患者可给予肾上腺皮质激素。如泼尼松每日 30 mg 口服，可起到缓解病情的作用。终止妊娠前还可考虑用睾酮 50 mg 肌内注射，每日 1 次。

5.产科处理

再生障碍性贫血患者发现已妊娠时，可于早期终止妊娠。对于妊娠中、晚期的患者，终止妊娠可增加产后出血和感染的机会，如果症状不严重，可在积极治疗的同时，在严密监护下继续妊娠。对于急性再生障碍性贫血出血倾向严重，威胁母儿生命者，可考虑终止妊娠。分娩期有产科手术指征者宜行剖宫产同时切除子宫，以免引起严重的产后出血和产褥感染。经阴道分娩者应防止产程延长和尽量缩短第二产程。产程开始后即应积极备血、输血、产后及时应用宫缩药加强子宫收缩，以及广谱抗生素预防感染。

第三章　异常分娩

第一节　胎位异常

胎位异常是造成难产的常见因素之一。分娩时枕前位约占90%，而胎位异常约占10%。其中胎头位置异常居多。有因胎头在骨盆内旋转受阻的持续性枕横位、持续性枕后位。有因胎头俯屈不良呈不同程度仰伸的面先露、额先露；还有高直位、前不均倾位等。总计占6%~7%，胎产式异常的臀先露占3%~4%，肩先露极少见。此外还有复合先露。

一、持续性枕横位

在分娩过程中，胎头以枕后位或枕横位衔接，在下降过程中，强有力的宫缩多能使胎头向前转135°或90°，转成枕前位而自然分娩。如胎头持续不能转向前方，直至分娩后期，仍然位于母体骨盆的后方或侧方，致使发生难产者，称为持续性枕后位或持续性枕横位（POTP），持续性枕后位（POPP）。

（一）原因

1.骨盆狭窄

男人型骨盆或类人猿型骨盆，其特点是入口平面前半部较狭窄，后半部较宽大，胎头较容易以枕后位或枕横位衔接，又常伴中骨盆狭窄，影响胎头在中骨盆平面向前旋转，致使成为持续性枕后位或持续性枕横位。

2.胎头俯屈不良

如胎头以枕后位衔接，胎儿脊柱与母体脊柱接近，不利于胎头俯屈，胎头前囟成为胎头下降的最低部位，而最低点又常转向骨盆前方，当前囟转至前方或侧方时，胎头枕部转至后方或侧方，形成持续性枕后位或持续性枕横位。

（二）诊断

1.临床表现

临产后，胎头衔接较晚或俯屈不良，由于枕后位的胎先露部不易紧贴宫颈和子宫下段，常导致宫缩乏力及宫颈扩张较慢；因枕骨持续位于骨盆后方压迫直肠，产妇自觉肛门坠胀及排便感，致使宫口尚未开全时，过早使用腹压，容易导致宫颈前唇水肿和产妇疲劳，影响产程进展，常导致第二产程延长。

2.腹部检查

头位胎背偏向母体的后方或侧方，母体腹部的 2/3 被胎体占有，而肢体占 1/3 者为枕前位，胎体占 1/3 而肢体占 2/3 为枕后位。

3.阴道（肛门）检查

宫颈部分扩张或开全时，感到盆腔后部空虚，胎头矢状缝位于骨盆斜径上，前囟在骨盆右前方，后囟（枕部）在骨盆左后方为枕左后位，反之为枕右后位；当发现产瘤（胎头水肿）、颅骨重叠，囟门触不清时，需借助胎儿耳郭及耳屏位置及方向判定胎位。如耳郭朝向骨盆后方，则可诊断为枕后位；如耳郭朝向骨盆侧方，则为枕横位。

4.B超检查

根据胎头颜面及枕部的位置，可以准确探清胎头位置以明确诊断。

（三）分娩机制

胎头多以枕横位或枕后位衔接。如在分娩过程中，不能转成枕前位时，可有以下两种分娩机制。

1.枕左后（枕右后）

胎头枕部到达中骨盆向后行 45° 内旋转，使矢状缝与骨盆前后径一致，胎儿枕部朝向骶骨成枕后位。其分娩方式有两种情况。

（1）胎头俯屈较好：当胎头继续下降至前囟抵达耻骨弓下时，以前囟为支点，胎头俯屈，使顶部和枕部自会阴前缘娩出，继之胎头仰伸，相继由耻骨联合下娩出额、鼻、口、颏。此种分娩方式为枕后位经阴道分娩最常见的方式。

（2）胎头俯屈不良：当鼻根出现在耻骨联合下缘时，以鼻根为支点，胎头先俯屈，从会阴前缘娩出前囟、顶及枕部，然后胎头仰伸，使鼻、口、额部相继由耻骨联合下娩出。因胎头以较大的枕额周径旋转，胎儿娩出困难，多需手术助产。

2.枕横位

部分枕横位于下降过程中无内旋转动作，或枕后位的胎头枕部仅向前旋转45°成为持续性枕横位，多数需徒手将胎头转成枕前位后自然或助产娩出。

（四）对母儿的影响

1.对产妇的影响

常导致继发宫缩乏力，产程延长，常需手术助产；且容易发生软产道损伤，增加产后出血及感染的机会；如胎头长时间压迫软产道，可发生缺血、坏死、脱落，形成生殖道瘘。

2.对胎儿的影响

由于第二产程延长和手术助产机会增多，常引起胎儿窘迫和新生儿窒息，使围生儿发病率和死亡率增高。

（五）治疗

第一产程：严密观察产程，让产妇朝向胎背侧方向侧卧，以利胎头枕部转向前方。如宫缩欠佳，可静脉滴注缩宫素。宫口开全之前，嘱产妇不要过早屏气用力，以免引起宫颈水肿而阻碍产程进展。如果产程无明显进展，或出现胎儿窘迫，需行剖宫产术。

第二产程：如初产妇已近2 h，经产妇已近1 h，应行阴道检查，再次判断头盆关系，决定分娩方式。当胎头双顶径已达坐骨棘水平面或更低时，可先行徒手转胎头，待枕后位或枕横位转成枕前位，使矢状缝与骨盆出口前后径一致，可自然分娩，或阴道手术助产（低位产钳或胎头吸引器）；如转成枕前位有困难时，也可向后转成正枕后位，再以低产钳助产，但以枕后位娩出时，需行较大侧切，以免造成会阴裂伤。如胎头位置较高，或疑头盆不称，均需行剖宫产术，中位产钳禁止使用。

第三产程：因产程延长，易发生宫缩乏力，故胎盘娩出后立即肌内注射宫缩剂，防止产后出血；有软产道损伤者，应及时修补。新生儿重点监护。手术助产及有软产道裂伤者，产后给予抗生素预防感染。

二、高直位

胎头以不屈不仰姿势衔接于骨盆入口，其矢状缝与骨盆入口前后径一致，称为高直位。是一种特殊的胎头位置异常：胎头的枕骨在母体耻骨联合的后方，称高直前位，又称枕耻位；胎头枕骨位于母体骨盆骶岬前，称高直后位，又称枕骶位。

（一）诊断

1.临床表现

临产后胎头不俯屈，胎头进入骨盆入口的径线增大，胎头迟迟不能衔接，胎头下降缓慢或停滞，宫颈扩张也缓慢，致使产程延长。

2.腹部检查

枕耻位时，胎背靠近腹前壁，不易触及胎儿肢体，胎心位置稍高在腹中部听得较清楚；枕骶位时，胎儿小肢体靠近腹前壁，有时在耻骨联合上方，可清楚地触及胎儿下颏。

3.阴道检查

阴道检查发现胎头矢状缝与骨盆前后径一致，前囟在耻骨联合后，后囟在骶骨前，为枕骶位，反之为枕耻位。由于胎头紧嵌于骨盆入口处，妨碍胎头与宫颈的血液循环，阴道检查时常可发现产瘤，其范围与宫颈扩张程度相符合。一般直径为3～5 cm，产瘤一般在两顶骨之间，因胎头有不同程度的仰伸所致。

（二）分娩机制

1.枕耻位

如胎儿较小，宫缩强，可使胎头俯屈、下降，双顶径达坐骨棘平面以下时，可能经阴道分娩；但胎头俯屈不良而无法入盆时，需行剖宫产。

2.枕骶位

胎背与母体腰骶部贴近，妨碍胎头俯屈及下降，使胎头处于高浮状态，迟迟不能入盆。

（三）治疗

1.枕耻位

可给予试产，加速宫缩，促使胎头俯屈，有望阴道分娩或手术助产，如试产失败，应行剖宫产。

2.枕骶位

一经确诊，应行剖宫产。

三、枕横位中的前不均倾位

头位分娩中，胎头不论采取枕横位、枕后位或枕前位通过产道，均可发生不均倾势（胎头侧屈），枕横位时较多见，枕前位与枕后位时较罕见。而枕横位的胎头（矢状缝与骨盆入口横径一致）如以前顶骨先入盆则称为前不均倾。

（一）诊断

1.临床表现

因胎头迟迟不能入盆，宫颈扩张缓慢或停滞，使产程延长，前顶骨紧嵌于耻骨联合后方压迫尿道和宫颈前唇，导致尿潴留，宫颈前唇水肿及胎膜早破。胎头受压过久，可出现胎头水肿，又称产瘤。左枕横时产瘤于右顶骨上；右枕横时产瘤于左顶骨上。

2.腹部检查

前不均倾时胎头不易入盆。临产早期，于耻骨联合上方可扪到前顶部，随产程进展，胎头继续侧屈使胎头与胎肩折叠于骨盆入口处，因胎头折叠于胎肩之后，使胎肩高于耻骨联合平面，于耻骨联合上方只能触到一侧胎肩而触不到胎头。

3.阴道检查

胎头矢状缝在骨盆入口横径上，向后移靠近骶岬，同时前后囟一起后移，前顶骨紧紧嵌于耻骨联合后方，致使盆腔后半部空虚，而后顶骨大部分嵌在骶岬之上。

（二）分娩机制

以枕横位入盆的胎头侧屈，多数以后骨先入盆，滑入骶岬下骶骨凹陷区，前顶骨再滑下去，至耻骨联合成为均倾姿势；少数以前顶骨先入盆，由于耻骨联合后面平直，前顶骨受阻，嵌顿于耻骨联合后面，而后顶骨架在骶岬之上，无法下降入盆。

（三）治疗

一经确诊为前不均倾位，应尽快行剖宫产术。

四、面先露

面先露多于临产后发现。系因胎头极度仰伸，使胎儿枕部与胎背接触。面先露以颏为指示点，有颏左前、颏左横、颏左后、颏右前、颏右横和颏右后六种胎位。以颏左前和颏右后多见，经产妇多于初产妇。

（一）诊断

1.腹部检查

因胎头极度仰伸入盆受阻，胎体伸直，宫底位置较高。颏左前时，在母体腹前壁容易扪及胎儿肢体，胎心由胸部传出，故在胎儿肢体侧的耻区听得清楚。颏右后时，于耻骨联合上方可触及胎儿枕骨隆突与胎背之间有明显的凹陷，胎心遥远而弱。

2.阴道（肛门）检查

阴道检查可触到高低不平、软硬不均的颜面部，如宫口开大时，可触及胎儿的口、鼻、颧骨及眼眶，并根据颏部所在位置确定其胎位。

（二）分娩机制

1.颏左前

胎头以仰伸姿势入盆、下降，胎儿面部达骨盆底时，胎头极度仰伸，颏部为最低点，故转向前方。胎头继续下降并极度仰伸，当颏部自耻骨弓下娩出后，极度仰伸的胎颈前面处于产道的小弯（耻骨联合），胎头俯屈时，胎头后部能够适应产道的大弯（骶骨凹），使口、鼻、眼、额、前囟及枕部自会阴前缘相继娩出，但产程明显延长。

2.颏右后

胎儿面部达骨盆底后，有可能经内旋转135°以颏左前娩出。如因内旋转受阻，成为持续性颏右后，胎颈极度伸展，不能适应产道的大弯，足月活胎不能经阴道娩出。

（三）对母儿的影响

1.对产妇的影响

额左前时因胎儿面部不能紧贴子宫下段及宫颈，常引起宫缩乏力，致使产程延长，颜面部骨质不能变形，易发生会阴裂伤。额右后可发生梗阻性难产，如不及时发现，准确处理，可导致子宫破裂，危及产妇生命。

2.对胎儿和新生儿的影响

胎儿面部受压变形，颜面皮肤青紫、肿胀，尤以口唇为著，影响吸吮，严重时会发生会厌水肿影响呼吸和吞咽。新生儿常于出生后保持仰伸姿势达数日之久。

（四）治疗

1.额左前

如无头盆不称，产力良好，经产妇有可能自然分娩或行产钳助娩；初产妇有头盆不称或出现胎儿窘迫征象时，应行剖宫产。

2.额右后

应行剖宫产术。如胎儿畸形，无论额左前或额右后，均应在宫口开全后，全麻下行穿颅术结束分娩，术后常规检查软产道，如有裂伤，应及时缝合。

五、臀先露

臀先露是最常见的异常胎位，占妊娠足月分娩的 3%～4%。因胎头比胎臀大，且分娩时后出胎头无法变形，往往娩出困难；加之脐带脱垂较常见，使围生儿死亡率增高，为枕先露的 3～8 倍。臀先露以骶骨为指示点，有骶左前、骶左横、骶左后、骶右前、骶右横和骶右后 6 种胎位。

（一）原因

妊娠 30 周以前，臀先露较多见，妊娠 30 周以后，多能自然转成头先露。持续为臀先露原因尚不十分明确，可能的因素有以下几种。

1.胎儿在宫腔内活动范围过大

羊水过多，经产妇腹壁松弛及早产儿羊水相对偏多，胎儿在宫腔内自由活动形成臀先露。

2.胎儿在宫腔内活动范围受限

子宫畸形（如单角子宫、双角子宫等）、胎儿畸形（如脑积水等）、双胎、羊水过少、脐带缠绕致脐带相对过短等均易发生臀先露。

3.胎头衔接受阻

狭窄骨盆、前置胎盘、肿瘤阻塞盆腔等，也易发生臀先露。

（二）临床分类

根据胎儿两下肢的姿势分为以下几种。

1.单臀先露或腿直臀先露

胎儿双髋关节屈曲，双膝关节直伸。以臀部为先露，最多见。

2.完全臀先露或混合臀先露

胎儿双髋关节及膝关节均屈曲，有如盘膝坐，以臀部和双足为先露，较多见。

3.不完全臀先露

胎儿以一足或双足、一膝或双膝或一足一膝为先露，膝先露是暂时的，随产程进展或破水后发展为足先露，较少见。

（三）诊断

1.临床表现

孕妇常感肋下有圆而硬的胎头，由于胎臀不能紧贴子宫下段及宫颈，常导致宫缩乏力，宫颈扩张缓慢，致使产程延长。

2.腹部检查

子宫呈纵椭圆形，胎体纵轴与母体纵轴一致，在宫底部可触到圆而硬、按压有浮球感的胎头；而在耻骨联合上方可触到不规则、软且宽的胎臀，胎心在脐左（或右）上方听得最清楚。

3.阴道（肛门）检查

在肛查不满意时，阴道检查可扪及软而不规则的胎臀或触到胎足、胎膝，同时了解宫颈扩张程度及有无脐带脱垂发生。如胎膜已破，可直接触到胎臀，外生殖器及肛门，如触到胎足时，应与胎手相鉴别。

4.B 型超声检查

B 超能准确探清臀先露类型与胎儿大小、胎头姿势等。

（四）分娩机制

在胎体各部中，胎头最大，胎肩小于胎头，胎臀最小。头先露时，胎头一经娩出，身体其他部分随即娩出，而臀先露时则不同，较小而软的胎臀先娩出，最大的胎头则最后娩出。为适合产道的条件，胎臀、胎肩、胎头需按一定机制适应产道条件方能娩出，故需要掌握胎臀、胎肩及胎头三部分的分娩机制，以骶右前为例加以阐述。

1.胎臀娩出

临产后，胎臀以粗隆间径衔接于骨盆入口右斜径上，骶骨位于右前方，胎臀继续下降，前髋下降稍快，故位置较低，抵达骨盆底遭到阻力后，前髋向母体右侧行 45°内旋转，使前髋位于耻骨联合后方，此时粗隆间径与母体骨盆出口前后径一致。胎臀继续下降，胎体侧屈以适应产道弯曲度，后髋先从会阴前缘娩出，随即胎体稍伸直，使前髋从耻骨弓下娩出，继之，双腿双足娩出，当胎臀及两下肢娩出后，胎体行外旋转，使胎背转向前方或右前方。

2.胎肩娩出

当胎体行外旋转的同时，胎儿双肩径衔接于骨盆入口右斜径或横径上，并沿此径线逐渐下降，当双肩达骨盆底时，前肩向右旋转 45°转至耻骨弓下，使双肩径与骨盆中、出口前后径一致。同时胎体侧屈使后肩及后上肢从会阴前缘娩出。继之，前肩及前上肢从耻骨弓下娩出。

3.胎头娩出

当胎肩通过会阴时，胎头矢状缝衔接于骨盆入口左斜径或横径上，并沿此径线逐渐下降，同时胎头俯屈，当枕骨达骨盆底时，胎头向母体左前方旋转 45°，使枕骨朝向耻联合。胎头继续下降。当枕骨下凹到达耻骨弓下缘时，以此处为支点，胎头继续俯屈，使额、面及额部相继自会阴前缘娩出，随后枕部自耻骨弓下娩出。

（五）对母儿的影响

1.对产妇的影响

胎臀不规则，不能紧贴子宫下段及宫颈，容易发生胎膜早破或继发性宫缩乏力，增加产褥感染与产后出血的风险，如宫口未开全强行牵拉，容易造成宫颈撕裂，甚至延及子宫下段。

2.对胎儿和新生儿的影响

胎臀高低不平，对前羊膜囊压力不均匀，常致胎膜早破，脐带脱垂，造成胎儿窘迫甚至胎死宫内。由于娩出胎头困难，可发生新生儿窒息、臂丛神经损伤及颅内出血等。

（六）治疗

1.妊娠期

妊娠 30 周前，臀先露多能自行转成头位，如妊娠 30 周后仍为臀先露应注意寻找形成臀位的原因。

2.分娩期

分娩期应根据产妇年龄、胎次、骨盆大小、胎儿大小、臀先露类型及有无并发症，于临产初期做出正确判断，决定分娩方式。

（1）择期剖宫产的指征：狭窄骨盆、软产道异常、胎儿体重＞3500 g、胎头仰伸、胎儿窘迫、高龄初产、有难产史、不完全臀先露等。

（2）决定阴道分娩的处理：可根据不同的产程分别处理。

第一产程：产妇应侧卧，不宜过多走动，少做肛查，不灌肠，尽量避免胎膜破裂。一旦破裂，立即听胎心。如胎心变慢或变快，立即肛查，必要时阴道检查，了解有无脐带脱垂。如脐带脱垂，胎心好，宫口未开全，为抢救胎儿，需立即行剖宫产术。如无脐带脱垂，可严密观察胎心及产程进展。如出现宫缩乏力，应设法加强宫缩，当宫口开大 4～5 cm 时胎足即可经宫口娩出阴道。为了使宫颈和阴道充分扩张，消毒外阴之后，使用"堵"外阴方法。当宫缩时，用消毒巾以手掌堵住阴道口让胎臀下降，避免胎足先下降。待宫口及阴道充分扩张后才让胎臀娩出。此法有利于后出胎头的顺利娩出。在堵的过程中，应每隔 10～15 min 听胎心 1 次，并注意宫口是否开全。宫口已开全再堵易引起胎儿窘迫或子宫破裂。宫口近开全时，要做好接生和抢救新生儿窒息的准备。

第二产程：接生前，应导尿，排空膀胱。初产妇应做会阴侧切术。可有 3 种分娩方式。①自然分娩。胎儿自然娩出，不做任何牵拉，极少见，仅见于经产妇、胎儿小、产力好、产道正常者。②臀助产术。当胎臀自然娩出至脐部后，胎肩及后出胎头由接生者协助娩出。脐部娩出后，胎头娩出最长不能超过 8 min。③臀牵引术。胎儿全部由接生者牵引娩出。此种手术对胎儿损伤大，不宜采用。

第三产程：产程延长，易并发子宫乏力性出血。胎盘娩出后，应静推或肌内注射缩宫素防止产后出血。手术助产分娩于产后常规检查软产道，如有损伤，应及时缝合，并给抗生素预防感染。

六、肩先露

胎体纵轴和母体纵轴相垂直为横产式，胎体横卧于骨盆入口之上，先露部为肩，称为肩先露。肩先露占妊娠足月分娩总数的 0.1%～0.25%，是对母儿最不利的胎位。除死胎和早产儿肢体可折叠娩出外，足月活胎不可能经阴道娩出。如不及时处理，容易造成子宫破裂，威胁母儿生命。根据胎头在母体左（右）侧和胎儿肩胛朝向母体前（后）方，分为肩左前、肩右前、肩左后和肩右后四种胎位。

（一）原因

与臀先露发生原因类似，初产妇肩先露首先必须排除狭窄骨盆和头盆不称。

（二）诊断

1.临床表现

先露部胎肩不能紧贴子宫下段及宫颈，缺乏直接刺激，容易发生宫缩乏力，胎肩对宫颈压力不均匀，容易发生胎膜早破，破膜后羊水迅速外流，胎儿上肢或脐带容易脱出，导致胎儿窘迫，甚至胎死宫内。随着宫缩不断加强，胎肩及胸廓一部分被挤入盆腔内，胎体折叠弯曲，胎颈被拉长，上肢脱出于阴道口外，胎头和胎臀仍被阻于骨盆入口上方，形成嵌顿性或忽略性肩先露。

宫缩继续加强，子宫上段越来越厚，子宫下段被动扩张越来越薄，由于子宫上下段肌壁厚薄相差悬殊，形成环状凹陷，并随宫缩逐渐升高，甚至可达脐上，形成病理缩复环，是子宫破裂的先兆。如不及时处理，将发生子宫破裂。

2.腹部检查

子宫呈横椭圆形，子宫底高度低于妊娠周数，子宫横径宽，宫底部及耻骨联合上方较空虚，在母体腹部一侧可触到胎头，另侧可触到胎臀。肩左前时，胎背朝向母体腹壁，触之宽大平坦。胎心于脐周两侧听得最清楚。根据腹部检查多可确定胎位。

3.阴道（肛门）检查

胎膜未破者，因胎先露部浮动于骨盆入口上方，肛查不易触及胎先露部；如胎膜已破，宫口已扩张者，阴道检查可触到肩胛骨或肩峰、肋骨及腋窝。腋窝尖端示胎儿头端，据此可决定胎头在母体左（右）侧，肩胛骨朝向母体前（后）方，可决定肩前（后）位。例如胎头于母体右侧，肩胛骨朝向后方，则为肩右后位。胎手若已脱出阴道口外，可用握手法鉴别是胎儿左手或右手，因检查者只能与胎儿同侧手相握，如肩右前位时左手脱出，检查者用左手与胎儿左手相握。余类推。

4.B超检查

B超检查能准确探清肩先露，并能确定具体胎位。

（三）治疗

1.妊娠期

妊娠后期发现肩先露应及时矫正。可采用胸膝卧位或试行外倒转术转成纵产式（头先露或臀先露）并包扎腹部以固定产式。如矫正失败，应提前入院决定分娩方式。

2.分娩期

根据胎产式、胎儿大小、胎儿是否存活、宫颈扩张程度、胎膜是否破裂、有无并发症等决定分娩方式。

（1）足月，活胎，未临产，择期剖宫产术。

（2）足月，活胎，已临产，无论破膜与否，均应行剖宫产术。

（3）已出现先兆子宫破裂或子宫破裂征象，无论胎儿存活，均应立即剖宫产，术中如发现宫腔感染严重，应将子宫一并切除（子宫次全切除术或子宫全切术）。

（4）胎儿已死，无先兆子宫破裂征象，如宫口已开全，可在全麻下行断头术或毁胎术。术后应常规检查子宫下段、宫颈及阴道有无裂伤。如有裂伤应及时缝合。注意预防产后出血，并需应用抗生素预防感染。

七、复合先露

胎先露部（胎头或胎臀）伴有肢体（上肢或下肢）同时进入骨盆入口，称为复合先露。临床以头与手的复合先露最常见，多发生于早产者，发生率为 $1.43‰\sim1.60‰$。

（一）诊断

当产程进展缓慢时，做阴道检查发现胎先露旁有肢体而明确诊断。常见胎头与胎手同时入盆。应注意与臀先露和肩先露相鉴别。

（二）治疗

（1）无头盆不称，让产妇向脱出的肢体对侧侧卧，肢体常可自然缩回。脱出的肢体与胎头已入盆，待宫口开全后于全麻下上推肢体，将其回纳，然后经腹压胎头下降，以低位产钳助娩，或行内倒转术助胎儿娩出。

（2）头盆不称或伴有胎儿窘迫征象，应行剖宫产术。

第二节　产道异常

产道包括骨产道（骨盆腔）与软产道（子宫下段、宫颈、阴道、外阴），是胎儿经阴道娩出的通道。产道异常可使胎儿娩出受阻，临床上以骨产道异常多见。

一、骨产道异常

骨盆径线过短或形态异常，致使骨盆腔小于胎先露部可通过的限度，阻碍胎先露部下降，称骨盆狭窄。狭窄骨盆可以为一个径线过短或多个径线同时过短，也可为一个平面狭窄或多个平面同时狭窄。当一个径线狭窄时要观察同一个平面其他径线的大小，再结合整个骨盆腔大小与形态进行综合分析，做出正确判断。

（一）分类

1.骨盆入口平面狭窄

骨盆入口平面狭窄以扁平骨盆为代表，主要为入口平面前后径过短。狭窄分3级：Ⅰ级（临界性），绝大多数可以自然分娩，骶耻外径18 cm，真结合径10 cm；Ⅱ级（相对性），经试产来决定可否经阴道分娩，骶耻外径16.5～17.5 cm，真结合径8.5～9.5 cm；Ⅲ级（绝对性），骶耻外径≤16.0 cm，真结合径≤8.0 cm，足月胎儿不能经过产道，必须行剖宫产终止妊娠。在临床中常遇到的是前两种，我国妇女常见以下两种类型。

（1）单纯扁平骨盆：骨盆入口前后径缩短而横径正常。骨盆入口呈横扁圆形，骶岬向前下突。

（2）佝偻病性扁平骨盆：骨盆入口呈肾形，前后径明显缩短。骨盆出口横径变宽，骶岬前突，骶骨下段变直向后翘，尾骨呈钩状凸向骨盆出口平面。髂骨外展，髂棘间径≥髂嵴间径，耻骨弓角度增大。

2.中骨盆及骨盆出口平面狭窄

狭窄分3级：Ⅰ级（临界性），坐骨棘间径10 cm，坐骨结节间径7.5 cm；Ⅱ级（相对性），坐骨棘间径8.5～9.5 cm，坐骨结节间径6.0～7.0 cm；Ⅲ级（绝对性），坐骨棘间径≤8.0 cm，坐骨结节间径≤5.5 cm。我国妇女常见以下两种类型。

（1）漏斗骨盆：骨盆入口各径线值均正常，两侧骨盆壁向内倾斜似漏斗得名。其特点是中骨盆及骨盆出口平面均明显狭窄，使坐骨棘间径、坐骨结节间径均缩短，耻骨弓角度<90°。坐骨结节间径与出口后矢状径之和<15 cm。

（2）横径狭窄骨盆：骨盆各横径径线均缩短，各平面前后径稍长，坐骨切迹宽，测量骶耻外径值正常，但髂棘间径及髂嵴间径均缩短。中骨盆及骨盆出口平面狭窄，产程早期无头盆不称征象，当胎头下降至中骨盆或骨盆出口时，常不能顺利地转成枕前位，形成持续性枕横位或枕后位造成难产。

3.均小骨盆

骨盆外形属女型骨盆，但骨盆各平面均狭窄，每个平面径线较正常值小 2 cm 或更多，称均小骨盆。多见于身材矮小、体形匀称的妇女。

4.畸形骨盆

骨盆失去正常形态称畸形骨盆。

（1）骨软化症骨盆：现已罕见。系因缺钙、磷、维生素 D 及紫外线照射不足使成人期骨质矿化障碍，被类骨质组织所代替，骨质脱钙、疏松、软化。由于受躯干重力及两股骨向内上方挤压，使骶岬向前，耻骨联合前凸，坐骨结节间径明显缩短，骨盆入口平面呈凹三角形。严重者阴道不能容两指，一般不能经阴道分娩。

（2）偏斜型骨盆：是骨盆一侧斜径缩短，一侧髂骨翼与髋骨发育不良所致骶髂关节固定，以及下肢及髋关节疾病。

（二）临床表现

1.骨盆入口平面狭窄的临床表现

（1）胎头衔接受阻：一般情况下初产妇在妊娠末期，即预产期前 1～2 周或临产前胎头已衔接，即胎头双顶径进入骨盆入口平面，颅骨最低点达坐骨棘水平。若入口狭窄，即使已经临产，胎头仍未入盆，经检查胎头跨耻征阳性。胎位异常，如臀先露、面先露或肩先露的发生率是正常骨盆的 3 倍。

（2）若已临产，根据骨盆狭窄程度、产力强弱、胎儿大小及胎位情况不同，临床表现也不一样。①骨盆临界性狭窄：若胎位、胎儿大小及产力正常，胎头常以矢状缝在骨盆入口横径衔接，多取后不均倾势，即后顶骨先入盆，后顶骨逐渐进入骶凹处，再使前顶骨入盆，则于骨盆入口横径上成头盆均倾势。临床表现为潜伏期活跃早期延长，活跃后期产程进展顺利。若胎头迟迟不入盆，此时常出现胎膜早破，其发生率为正常骨盆的 4～6 倍。由于胎膜早破母儿可发生感染。胎头不能紧贴宫颈内口诱发宫缩，常出现继发性宫缩乏力。②骨盆绝对性狭窄：若产力、胎儿大小及胎位均正常，但胎头仍不能入盆，常发生梗阻性难产，这种情况可出现病理性缩复环，甚至子宫破裂。如胎先露部嵌入骨盆入口时间长，血液循环障碍，组织坏死，可形成泌尿生殖道瘘。在强大的宫缩压力下，胎头颅骨重叠，可出现颅骨骨折及颅内出血。

2.中骨盆平面狭窄的临床表现

（1）胎头能正常衔接：潜伏期及活跃早期进展顺利，当胎头下降达中骨盆时，由于内旋转受阻，胎头双顶径被阻于中骨盆狭窄部位之上，常出现持续性枕横位或枕后位，同时出现继发性宫缩乏力，活跃后期及第二产程延长甚至第二产程停滞。

（2）胎头受阻于中骨盆：有一定可塑性的胎头开始变形，颅骨重叠，胎头受压，异常分娩使软组织水肿，产瘤较大，严重时可发生脑组织损伤、颅内出血、胎儿窘迫。若中骨盆狭窄程度严重，宫缩又较强，可发生先兆子宫破裂及子宫破裂。强行阴道助产可导致严重软产道裂伤及新生儿产伤。

（3）骨盆出口平面狭窄的临床表现：骨盆出口平面狭窄与中骨盆平面狭窄常同时存在。若单纯骨盆出口平面狭窄，第一产程进展顺利，胎头达盆底受阻，第二产程停滞，继发性宫缩乏力，胎头双顶径不能通过出口横径，强行阴道助产可导致软产道、骨盆底肌肉及会阴严重损伤，胎儿严重产伤，对母儿危害极大。

（三）诊断

在分娩过程中，骨盆是个不变因素，也是估计分娩难易的一个重要因素。狭窄骨盆影响胎位和胎先露部的下降及内旋转，也影响宫缩。在估计分娩难易时，骨盆是首先考虑的一个重要因素。应根据胎儿的大小及骨盆情况尽早做出有无头盆不称的诊断，以决定适当的分娩方式。

1.病史

询问有无佝偻病、脊髓灰质炎、脊柱和髋关节结核及骨盆外伤等病史。对经产妇应详细询问既往分娩史，如有无难产史或新生儿产伤史等。

2.一般检查

测量身高，孕妇身高＜145 cm时应警惕均小骨盆。观察孕妇体形、步态，有无下肢残疾，有无脊柱及髋关节畸形，米氏菱形窝是否对称。

3.腹部检查

观察腹型，检查有无尖腹及悬垂腹，有无胎位异常等。骨盆入口异常，因头盆不称、胎头不易入盆常导致胎位异常，如臀先露、肩先露。中骨盆狭窄则影响胎先露内旋转而导致持续性枕横位、枕后位等。部分初产妇在预产期前 2 周左右，经产妇于临产后胎头均应入盆。若已临产胎头仍未入盆，应警惕是否存在头盆不称。检查头盆是否相称具体方法：孕妇排空膀胱后，取仰卧，两腿伸直。检查者用手放在耻骨联合上方，将浮动的胎头向骨盆腔方向推压。若胎头低于耻骨联合，表示胎头可入盆（头盆相称），称胎头跨耻征阴性；若胎头与耻骨联合在同一平面，表示可疑头盆不称，称胎头跨耻征可疑阳性；若胎头高于耻骨联合，表示头盆明显不称，称胎头跨耻征阳性。对出现此类症状的孕妇，应让其取半卧位两腿屈曲，再次检查胎头跨耻征，若转为阴性，提示为骨盆倾斜度异常，而不是头盆不称。

4.骨盆测量

（1）骨盆外测量：骶耻外径＜18 cm 为扁平骨盆。坐骨结节间径＜8 cm，耻骨弓角度＜90°为漏斗骨盆。各径线均小于正常值 2 cm 或以上为均小骨盆。骨盆两侧斜径（以一侧髂前上棘至对侧髂后上棘间的距离）及同侧直径（从髂前上棘至同侧髂后上棘间的距离）相差＞1 cm 为偏斜骨盆。

（2）骨盆内测量：对角径＜11.5 cm，骶骨岬突出为入口平面狭窄，属扁平骨盆。应检查骶骨前面弧度。坐骨棘间径＜10 cm，坐骨切迹宽度＜2 横指，为中骨盆平面狭窄。如坐骨结节间径＜8 cm，则应测量出口后矢状径及检查骶尾关节活动度，如坐骨结节间径与出口后矢状径之和＜15 cm，为骨盆出口平面狭窄。

（四）对母儿影响

1.对产妇的影响

骨盆狭窄影响胎头衔接及内旋转，容易发生胎位异常、胎膜早破、宫缩乏力，导致产程延长或停滞。胎先露压迫软组织过久导致组织水肿、坏死形成生殖道瘘。胎膜早破、肛查或阴道检查次数增多及手术助产增加产褥感染机会。剖宫产及产后出血者增多，严重梗阻性难产若不及时处理，可导致子宫破裂。

2.对胎儿及新生儿的影响

头盆不称易发生胎膜早破、脐带脱垂，脐带脱垂可导致胎儿窘迫甚至胎儿死亡。产程延长、胎儿窘迫使新生儿容易发生颅内出血、新生儿窒息等并发症。阴道助产机会增多，易发生新生儿产伤及感染。

（五）分娩时处理

处理原则：根据狭窄骨盆类别和程度、胎儿大小及胎心率、宫缩强弱、宫口扩张程度、胎先露下降情况、破膜与否，结合既往分娩史、年龄、产次、有无妊娠并发症及并发症情况决定分娩方式。

1.一般处理

在分娩过程中，应使产妇树立信心，消除紧张情绪和恐惧心理。保证能量及水分的摄入，必要时补液。注意产妇休息，监测宫缩、胎心，观察产程进展。

2.骨盆入口平面狭窄的处理

（1）明显头盆不称（绝对性骨盆狭窄）：胎头跨耻征阳性者，足月胎儿不能经阴道分娩。应在临产后行剖宫产术结束分娩。

（2）轻度头盆不称（相对性骨盆狭窄）：胎头跨耻征可疑阳性，足月活胎估计体重<3000 g，胎心正常及产力良好，可在严密监护下试产。胎膜未破者可在宫口扩张 3 cm 时行人工破膜，若破膜后宫缩较强，产程进展顺利，多数能经阴道分娩。试产过程中若出现宫缩乏力，可用缩宫素静脉滴注加强宫缩。试产 2～4 h 胎头仍迟迟不能入盆，宫口扩张缓慢，或伴有胎儿窘迫征象，应及时行剖宫产术结束分娩。若胎膜已破，为了减少感染，应适当缩短试产时间。

（3）骨盆入口平面狭窄的试产：必须以宫口开大 3～4 cm，胎膜已破为试产开始。胎膜未破者在宫口扩张 3 cm 时可行人工破膜。宫缩较强，多数能经阴道分娩。试产过程中如果出现宫缩乏力，可用缩宫素静脉滴注加强宫缩。若试产 2～4 h，胎头不能入盆，产程进展缓慢，或伴有胎儿窘迫征象，应及时行剖宫产术。如胎膜已破，应适当缩短试产时间。骨盆入口平面狭窄，主要为扁平骨盆的妇女，妊娠末期或临产后，胎头矢状缝只能衔接于骨盆入口横径上。胎头侧屈使其两顶骨先后依次入盆，呈不均倾势嵌入骨盆入口，称为头盆均倾不均。前不均倾为前顶骨先嵌入，矢状缝偏后。后不均倾为后顶骨先嵌入，矢状缝偏前。当胎头双顶骨均通过骨盆入口平面时，即可顺利地经阴道分娩。

3.中骨盆平面狭窄的处理

在分娩过程中，胎儿在中骨盆平面完成俯屈及内旋转动作。若中骨盆平面狭窄，则胎头俯屈及内旋转受阻，易发生持续性枕横位或持续性枕后位，产妇多表现为活跃期或第二产程延长及停滞、继发性宫缩乏力等。若宫口开全，胎头双顶径达坐骨棘平面或更低，可经阴道徒手旋转胎头为枕前位，待其自然分娩。宫口开全，胎心正常者可经阴道助产分娩。胎头双顶径在坐骨棘水平以上，或出现胎儿窘迫征象，应行剖宫产术。

4.骨盆出口平面狭窄的处理

骨盆出口平面是产道的最低部位，应于临产前对胎儿大小、头盆关系做出充分估计，决定能否经阴道分娩，诊断为骨盆出口平面狭窄者，不能进行试产。若发现出口横径狭窄，耻骨弓角度变锐，耻骨弓下三角空隙不能利用，胎先露部后移，利用出口后三角空隙娩出。临床上常用出口横径与出口后矢状径之和来估计出口大小。出口横径与出口后矢状径之和>15 cm 时，多数可经阴道分娩，有时需阴道助产，应做较大的会阴切开。若两者之和<15cm时，不应经阴道试产，应行剖宫产术终止妊娠。

5.均小骨盆的处理

胎儿估计不大，胎位正常，头盆相称，宫缩好，可以试产，通常可通过胎头变形和极度俯屈，以胎头最小径线通过骨盆腔，可能经阴道分娩。若有明显头盆不称，应尽早行剖宫产术。

6.畸形骨盆的处理

根据畸形骨盆种类、狭窄程度、胎儿大小、产力等综合判断。如果畸形严重、明显头盆不称者，应及早行剖宫产术。

二、软产道异常

软产道包括子宫下段、宫颈、阴道及骨盆底软组织构成的弯曲管道。软产道异常所致的难产较少见，临床上容易被忽视。在妊娠前或妊娠早期应常规行双合诊检查，了解软产道情况。

（一）外阴异常

1.外阴白色病变

皮肤黏膜慢性营养不良，组织弹性差，分娩时易发生会阴撕裂伤，宜做会阴后一侧切开术。

2.外阴水肿

某些疾病如重度子痫前期、重度贫血、心脏病及慢性肾炎孕妇若有全身水肿，可同时伴有重度外阴水肿，分娩时可妨碍胎先露部下降，导致组织损伤、感染和愈合不良等情况。临产前可用50%硫酸镁液湿热敷会阴，临产后仍有严重水肿者，在外阴严格消毒下进行多点针刺皮肤放液；分娩时行会阴后一侧切开；产后加强会阴局部护理，预防感染，可用50%硫酸镁液湿热敷，配合远红外线照射。

3.会阴坚韧

会阴坚韧尤其多见于35岁以上高龄初产妇。在第二产程可阻碍胎先露部下降，宜做会阴后一侧切开，以免胎头娩出时造成会阴严重裂伤。

4.外阴瘢痕

瘢痕挛缩使外阴及阴道口狭小，且组织弹性差，影响胎先露部下降。如瘢痕的范围不大，可经阴道分娩，分娩时应做会阴后一侧切开。如瘢痕过大，应行剖宫产术。

（二）阴道异常

1.阴道横膈

阴道横膈多位于阴道上段或中段，较坚韧，常影响胎先露部下降。因在横膈中央或稍偏一侧常有一小孔，常被误认为宫颈外口。在分娩时应仔细检查。

（1）阴道分娩：横膈被撑薄，可在直视下自小孔处将横膈做"X"形切开。横膈被切开后因胎先露部下降压迫，通常无明显出血，待分娩结束再切除剩余的膈，用可吸收线将残端做间断或连续锁边缝合。

（2）剖宫产：如横膈较高且组织坚厚，阻碍先露部下降，需行剖宫产术结束分娩。

2.阴道纵隔

（1）伴有双子宫、双宫颈时，当一侧子宫内的胎儿下降，纵隔被推向对侧，阴道分娩多无阻碍。

（2）当发生于单宫颈时，有时胎先露部的前方可见纵隔，可自行断裂，阴道分娩无阻碍。纵隔厚时应于纵隔中间剪断，用可吸收线将残端缝合。

3.阴道狭窄

产伤、药物腐蚀、手术感染可导致阴道瘢痕形成。若阴道狭窄部位位置低、狭窄程度轻，可经阴道分娩。狭窄位置高、狭窄程度重时宜行剖宫产术。

4.阴道尖锐湿疣

分娩时，为预防新生儿患喉乳头状瘤，应行剖宫产术。病灶巨大时可能造成软产道狭窄，影响胎先露下降时，也宜行剖宫产术。

5.阴道壁囊肿和肿瘤

（1）阴道壁囊肿较大时，会阻碍胎先露部下降，可行囊肿穿刺，抽出其内容物，待分娩后再选择时机进行处理。

（2）阴道内肿瘤大妨碍分娩，且肿瘤不能经阴道切除时，应行剖宫产术，阴道内肿瘤待产后再行处理。

（三）宫颈异常

1.宫颈外口黏合

宫颈外口黏合多在分娩受阻时发现。宫口为很小的孔，当宫颈管已消失而宫口却不扩张，一般用手指稍加压力分离，黏合的小孔可扩张，宫口即可在短时间内开全。但有时需行宫颈切开术，使宫口开大。

2.宫颈瘢痕

因孕前曾行宫颈深部电灼术或微波术、宫颈锥切术、宫颈裂伤修补术等所致。虽可于妊娠后软化，但宫缩很强时宫口仍不扩张，应行剖宫产。

3.宫颈坚韧

宫颈组织缺乏弹性，或精神过度紧张使宫颈挛缩，宫颈不易扩张，多见于高龄初产妇，可于宫颈两侧各注射 0.5%利多卡因 5~10 mL，也可静脉推注地西泮 10 mg。如宫颈仍不扩张，应行剖宫产术。

4.宫颈水肿

宫颈水肿多见于扁平骨盆、持续性枕后位或滞产，宫口没有开全而过早使用腹压，致使宫颈前唇长时间被压于胎头与耻骨联合之间，血液回流受阻引起水肿，影响宫颈扩张。多见于胎位异常或滞产。

（1）轻度宫颈水肿：①可以抬高产妇臀部。②同宫颈坚韧处理。③宫口近开全时，可用手轻轻上托水肿的宫颈前唇，使宫颈越过胎头，能够经阴道分娩。

（2）严重宫颈水肿：经上述处理无明显效果，宫口扩张<3 cm，伴有胎儿窘迫，应行剖宫产术。

5.宫颈癌

宫颈硬而脆，缺乏伸展性，临产后影响宫口扩张，若经阴道分娩，有发生大出血、裂伤、感染及肿瘤扩散等危险，不应经阴道分娩，应考虑行剖宫产术，术后手术或放疗。

6.子宫肌瘤

较小的肌瘤没有阻塞产道可经阴道分娩，肌瘤待分娩后再行处理。子宫下段及宫颈部位的较大肌瘤可占据盆腔或阻塞于骨盆入口，阻碍胎先露部下降，宜行剖宫产术。

第三节　产力异常

产力包括子宫收缩力、腹肌和膈肌收缩力及肛提肌收缩力，其中以子宫收缩力为主。

子宫收缩力贯穿于分娩的全过程。

一、子宫收缩乏力

（一）病因

子宫收缩乏力常由多种因素综合引起。

1.全身因素

全身因素是造成宫缩乏力的主要原因。产妇精神紧张、过度疲劳、进食量少、体力消耗大、体质虚弱、慢性疾病等均可影响子宫收缩。膀胱及直肠充盈可影响胎先露下降，导致宫缩乏力。

2.头盆不称或胎位异常

临产后胎儿先露部下降受阻，胎先露不能紧贴子宫下段和宫颈，不能引起反射性子宫收缩，是造成继发性宫缩乏力最常见的原因。

3.内分泌因素

临产后，产妇体内雌激素、缩宫素、前列腺素等分泌不足，孕激素下降缓慢，子宫平滑肌敏感性降低，导致宫缩乏力。

4.子宫因素

子宫过度伸展（如双胎妊娠、羊水过多）、多产妇子宫肌纤维变性、子宫肌瘤、子宫肌纤维水肿（如重度贫血、妊娠期原发性高血压）、子宫发育不良或子宫畸形，均能引起宫缩乏力。

5.药物因素

应用大剂量镇静剂或麻醉剂使宫缩抑制。

（二）临床表现及诊断

1.协调性宫缩乏力（低张性宫缩乏力）

协调性宫缩乏力指子宫收缩力虽具有正常的节律性、对称性和极性，但是收缩力弱、持续时间短、间歇时间长且不规律，致宫口扩张及先露下降缓慢，产程延长。多为继发性宫缩乏力。

2.不协调性宫缩乏力（高张性宫缩乏力）

不协调性宫缩乏力指子宫收缩力失去正常的节律性、对称性和极性，甚至极性倒置，宫缩时子宫下段较子宫底部收缩力强，宫缩间歇时平滑肌不能完全松弛，使宫口不能扩张、先露不能下降，导致产程延长或停滞。

3.产程异常

临床上子宫收缩乏力可使产程进展出现各种异常：①潜伏期超过 16 h 者为潜伏期延长。②活跃期超过 8 h 者为活跃期延长。③活跃期宫口不再扩张达 2 h 以上者，为活跃期停滞。④第二产程初产妇超过 2 h，经产妇超过 1 h 尚未分娩者，为第二产程延长。⑤第二产程达 1 h 胎先露下降无进展者，为第二产程停滞。⑥总产程超过 24 h 者为滞产。

（三）子宫收缩乏力对母儿的影响

1.对产妇的影响

由于产程延长，产妇休息不好，进食少，精神疲惫及体力消耗，可出现疲乏无力、肠胀气、排尿困难等，影响子宫收缩，严重时可引起脱水、酸中毒、低钾血症。由于第二产程延长，膀胱被压迫于胎头和耻骨联合之间，可导致组织缺血、水肿、坏死，形成膀胱阴道瘘或尿道阴道瘘。胎膜早破及多次肛查或阴道检查可增加感染机会。产后宫缩乏力影响胎盘剥离、娩出和子宫壁的血窦关闭，容易引起产后出血。剖宫产发生率高，产褥期并发症也增多。

2.对胎儿、新生儿的影响

协调性宫缩乏力容易造成胎头在盆腔内旋转异常，使产程延长，增加手术机会；不协调性子宫收缩乏力不能使子宫壁完全放松，对胎盘—胎儿循环影响大，胎儿在子宫内缺氧，容易发生胎儿窘迫、胎死宫内。新生儿窒息、产伤、感染机会增多。

（四）处理及护理

应全面检查，了解有无头盆不称及胎位异常，估计能经阴道分娩者，做以下处理。

1.协调性宫缩乏力

第一产程：①改善全身情况，消除紧张情绪，鼓励产妇进食、进水及排尿，保证充分休息，必要时给镇静剂。②加强宫缩，排空膀胱和灌肠，针刺合谷、三阴交等穴位，静脉推注地西泮软化宫颈，促进宫口扩张；人工破膜及静脉滴注缩宫素（协调性宫缩乏力，宫口开大 3 cm，胎位正常，头盆相称），用法是将缩宫素 2.5 U 加于 5%葡萄糖溶液 500 mL 中，从 8～10 滴/分开始，根据宫缩强弱调整滴速，直至宫缩维持在 2～3 次/分，每次持续 40～50 s，但不应超过 40 滴/分。专人监护，严密观察宫缩、胎心、血压。若经上述处理，产程无进展或出现胎儿窘迫，应及时行剖宫产术。

第二产程：无头盆不称，可静脉滴注缩宫素，以加强宫缩，或行产钳术或胎头吸引术助产。胎头双顶径在坐骨棘水平上持续 2 h 以上或伴胎儿窘迫者，应行剖宫产术。

第三产程：预防产后出血和感染。

2.不协调性宫缩乏力

适量应用镇静剂，如哌替啶或地西泮。使产妇充分休息，恢复为协调性宫缩后，按协调性宫缩乏力的原则进行处理。

（五）预防

加强孕期保健，积极治疗营养不良及慢性疾病。及时发现胎位异常及头盆不称予以矫正，能矫正者，尽早决定分娩方式。加强产时监护，消除产妇思想顾虑和恐惧心理。关心产妇休息、饮食、大小便情况，避免过多使用镇静药物，以及时发现难产因素。

二、子宫收缩过强

（一）协调性子宫收缩过强

协调性子宫收缩过强指子宫收缩的节律性、对称性和极性均正常，但收缩力过强、过频。若无胎位异常及头盆不称，分娩可在短时间内结束。总产程不足 3 h，称急产。多见于经产妇。

1.临床表现

产程进展过快，来不及消毒而接产，致软产道损伤和感染；产后子宫肌纤维缩复不良，引起产后出血；胎儿可因宫缩过强、过频，胎盘循环血量减少，而发生胎儿窘迫、新生儿窒息甚至死亡；胎儿娩出过快，可致新生儿颅内出血及意外损伤等。

2.急产对母儿的影响

（1）对产妇的影响。①产道损伤：子宫收缩过强、过频，产程过快，可致初产妇宫颈、阴道及会阴撕裂伤，若有梗阻则可发生子宫破裂，危及母体生命。②产后出血：子宫收缩过强，产程过快，使产后子宫肌纤维缩复不良，易发生胎盘滞留或产后出血。③产褥感染：急产来不及消毒造成。

（2）对胎儿及新生儿的影响。①胎儿宫内窘迫或死亡：宫缩过强过频影响子宫胎盘的血液循环，胎儿在子宫内缺氧，易发生胎儿窘迫，甚至胎死宫内。②新生儿窒息：胎儿宫内窘迫未及时处理或手术损伤导致。③产伤：胎儿娩出过快，在产道内受到的压力突然解除可致新生儿颅内出血。若坠地可致骨折、外伤等。④新生儿感染：来不及消毒而接产或手术产引起。

3.预防及治疗

凡有急产史者，在预产期前 1～2 周不宜外出远行，以免发生意外，可提前住院待产。临产后不宜灌肠。提前做好接产、抢救新生儿、预防产后出血的准备。产后仔细检查软产道有无损伤，以便及时缝合。新生儿坠地者，应用维生素 K 预防颅内出血。如未消毒接产，母儿均应给抗生素预防感染，必要时新生儿注射破伤风抗毒素。

（二）不协调性子宫收缩过强

因频繁、粗暴的操作、滥用缩宫素等因素，引起子宫壁局部肌肉呈痉挛性不协调性收缩，形成狭窄环，称子宫痉挛性狭窄环，或子宫进一步呈强直性收缩，可引起病理性缩复环、血尿等子宫破裂的征象。

1.临床表现

产妇持续性腹痛、拒按，烦躁不安，产程停滞，胎儿窘迫。阴道检查可触及局部收缩甚紧的狭窄环，环的上下肌肉不紧张。此环不随宫缩而上升，因而与病理性缩复环不同。

2.处理

一经确诊，应立即停止操作或停用缩宫素，以及时给宫缩抑制剂或镇静剂，松解狭窄环。不能缓解时，应立即行剖宫产术。

第四章 分娩期并发症

第一节 羊水栓塞

一、概述

羊水栓塞是指在分娩过程中羊水进入母体血液循环，导致过敏性休克、肺血管痉挛及栓塞、弥散性血管内凝血、肾衰竭或突发死亡等一系列严重症状的综合征。羊水栓塞是一种罕见、凶险的分娩并发症，病死率高，国内外报道为61%～86%。近年来研究认为，羊水栓塞的核心问题是过敏，是羊水进入母体循环后引起的一系列变态反应，有人建议将羊水栓塞改名为妊娠过敏综合征。

过强宫缩、急产、羊膜腔压力高是羊水栓塞的主要原因；胎膜破裂、前置胎盘、胎盘早剥、子宫破裂、剖宫产术中生理、病理性血窦开放是其发生的诱因。

二、临床表现

羊水栓塞的发病特点是起病急骤、来势凶险，多发生于分娩过程中。

（一）发病时期

羊水栓塞通常发生在自然破膜或人工破膜过程中（70%）及剖宫产（19%）和产后48小时内（11%）。宫缩过强、滥用缩宫素引产或催产为本病发生的主要诱因。

（二）前驱症状

多数病例在发病时常首先出现突发寒战、烦躁不安、咳嗽气急、发绀、呕吐等前驱症状，这些症状往往被误认为感冒、宫缩过强、产妇紧张而不引起助产者注意。

（三）呼吸循环衰竭

羊水栓塞根据病情缓急可分为两种类型，即暴发型和缓慢型两类。前者呼吸循环系统症状明显，继前驱症状后即出现呼吸困难、发绀、心率增快且进行性加重、面色苍白、四肢厥冷、血压下降，也可出现昏迷和抽搐，肺部听诊可出现湿啰音。严重发病急骤，仅惊叫一声或打一个哈欠，血压即消失，呼吸、心搏骤停。缓慢型呼吸循环系统症状较轻，甚至无明显症状，待至产后出现流血不止、血液不凝时始被发现。

（四）全身出血倾向

部分羊水栓塞患者经抢救渡过了呼吸、循环衰竭的休克期，继而出现 DIC。呈现以子宫大出血为主的全身出血倾向，如黏膜、皮肤、针眼出血及血尿等，且血液不凝。值得注意的是部分羊水栓塞病例，缺少呼吸循环系统的症状，起病即以产后不易控制的大出血为主要表现，切不要误以为单纯子宫收缩乏力性出血。

（五）多脏器损伤

本病全身脏器均受损害，除心脏外，肾脏是最常受损害的器官。当两个或两个以上重要器官同时或相继发生衰竭时，则称为多器官衰竭（MOF）。其病死率与衰竭器官数目相关，1 个器官衰竭持续大于 1 天，其病死率为 40%，2 个器官衰竭时病死率上升为 60%，3 个或 3 个以上器官衰竭时则病死率高达 98%。

三、诊断

（一）诊断依据

主要靠临床表现，在血中找到胎儿有形物质可支持诊断。在胎膜破裂、胎儿娩出或手术中产妇突然出现寒战、烦躁不安、气急、尖叫、呛咳、呼吸困难、大出血、凝血功能障碍及不明原因休克、出血量与休克不成比例，应首先考虑为羊水栓塞，并在积极抢救的同时做进一步检查，以明确诊断。

（二）辅助检查

1.凝血功能检查

首先进行与 DIC 有关的实验室检查。目前 DIC 诊断的指标如下。

（1）血小板计数不高于 5×10^9/L 或进行性下降。

（2）纤维蛋白原不高于 1.5 g/L 或进行性下降。

（3）凝血酶原时间延长 3 秒以上。

（4）3P 试验阳性。

（5）纤维蛋白降解产物（FDP）不低于 80μg/mL。

2.寻找有形物质

在颈静脉穿刺或股静脉切开时，在插管时取下腔静脉血或在剖宫产、切除子宫时宫旁静脉丛血 10 mL 找胎儿有形成分。

3.血气分析

PO_2 下降，PH 下降，BE 下降。

4.胸部 X 线检查

大约 90%的患者可以出现胸片异常，床边胸片可见双肺有弥散性浸润影，向肺门周围融合，伴右心扩大和轻度肺不张。

5.心功能检查

心电图、彩色多普勒超声检查提示：右心房、右心室扩大，心排血量减少及心肌劳损的表现。

6.死亡后诊断

（1）取右心室血做沉淀试验，血涂片寻找羊水有形成分。

（2）子宫切除标本病理检查，注意宫旁静脉血中有无羊水有形成分。

（3）尸检。

（三）特殊检查

1.Sialy Tn 抗原检测

胎粪及羊水中含有 Sialy Tn 抗原，检测母亲外周血浆及肺组织中的 Sialy Tn 抗原早期诊断羊水栓塞。

2.血清粪卟啉锌检测

粪卟啉锌是羊水和胎便中的特异物质，在孕妇血浆中几乎不存在，当羊水栓塞时血中粪卟啉锌明显增高，可用分光光度计测定其浓度进行羊水栓塞早期诊断。

3.类胰蛋白酶测定

羊水栓塞的发生是机体对羊水中的胎儿成分产生变态反应，使肥大细胞脱颗粒释放组胺、类胰蛋白酶和其他介质引起机体发生严重的病理生理改变所致。

四、治疗

早诊断、早治疗是成功救治的关键。当患者出现寒战、呛咳、呼吸困难、休克与出血量不成比例、多部位出血、血液不凝时首先考虑羊水栓塞，应边组织抢救，边进行实验室检查，绝不可等待有检验结果后再予急救。

（一）紧急处理

（1）有效给氧：立即高浓度面罩给氧，流量5～10 L/min。如5分钟不改善，应及时行气管插管人工呼吸机正压给氧。保持血氧饱和度在90%以上。

（2）尽快开放静脉通道，至少两条，便于用药及输液，同时抽取下腔静脉血5 mL用于诊断。

（3）心搏骤停者立即徒手心肺复苏。

（二）抗过敏

（1）氢化可的松：首选药物，200 mg+10%葡萄糖10 mL静脉推注，随后500 mg+10%葡萄糖500 mL静脉滴注。

（2）地塞米松：20 mg+25%葡萄糖20 mL静脉推注，然后根据病情再继续滴注地塞米松20 mg。

（三）解除肺动脉高压

（1）盐酸罂粟碱：首选药物。首次30～90 mg+10%葡萄糖20 mL静脉滴注。与阿托品同时应用，扩张肺小动脉效果更好。总量不超过300 mg/d。

（2）阿托品：1～2 mg+5%～10%葡萄糖10 mL，每15～30分钟静脉注射一次，直至患者面部潮红或症状好转为止。心率大于120次/分者慎用。

（3）氨茶碱：250 mg+5%～10%葡萄糖20 mL中静脉缓慢推注，必要时可重复使用1～2次/24小时。

（4）酚妥拉明：5～10 mg+5%～10%葡萄糖 250～500 mL 静脉滴注，以 0.3 mg/分滴速为佳。

（四）抗休克

（1）补充血容量：尽快输新鲜血和血浆补充血容量。

（2）升压药：多巴胺 20 mg+10%葡萄糖 250 mL 静脉滴注，开始滴速为 20 滴/分，根据血压调整滴速。

（3）纠正心力衰竭：常用毛花苷 C（西地兰）0.2～0.4 mg+10%葡萄糖 20 mL 静脉注射，必要时 4～6 小时重复。

（4）纠正酸中毒：首次可给 5%碳酸氢钠 150～250 mL，以后根据动脉血血气分析及酸碱测定结果酌情给药。

（五）防治 DIC

（1）肝素：用于羊水栓塞早期的高凝状态，在症状发作后 10 分钟内应用效果最好。首次肝素用量为 25～50 mg+0.9%盐水 100 mL 静脉滴注。同时静脉输注新鲜全血、纤维蛋白原（1 次 4～6 g）、血小板悬液、洗涤红细胞和新鲜冰冻血浆，可用于治疗继发于 DIC 的出血倾向。

（2）补充凝血因子：应及时补充，输新鲜血或血浆、纤维蛋白原等。

（3）抗纤溶药物：在有纤溶亢进时，给予抗纤溶药物。氨甲苯酸 0.1～0.3 g+5%葡萄糖 20 mL 缓慢静脉推注。

（六）预防肾衰竭

当血容量补足后，血压回升而每小时尿量仍少于 17 mL 时，应给予呋塞米（速尿）20～40 mg 静脉注射或 20%甘露醇 250 mL 静脉滴注治疗。

（七）预防感染

选用对肾脏毒性小的广谱抗生素。

（八）产科处理

（1）宫口未开全者行剖宫产终止妊娠。

（2）宫口开全，无头盆不称者阴道助娩结束分娩。

（3）术时及产后密切注意子宫出血情况，对难以控制的大出血且血液不凝者，可行子宫切除术，术后放置腹腔引流管。

第二节　子宫破裂

子宫破裂是指妊娠期子宫破裂即子宫体或下段于妊娠时期或分娩期发生的子宫裂伤。子宫破裂发生率不同的地区有很大的差异，城乡妇幼保健网的建立和健全的程度不同，其发挥的作用也有明显差异，子宫破裂在城市医院已很少见到，而农村偏远地区时有发生。子宫破裂按发生时间可分为产前和产时，按程度可分为完全性和不完全性，还可根据破裂的原因分为自发性和创伤性。

一、病因

主要因为子宫曾经手术或有过损伤和高龄多产妇。

（一）子宫自然破裂

1.阻塞性难产

阻塞性难产为常见的和最主要的原因。胎先露下降受阻，如骨盆狭窄、胎位异常、胎儿畸形、软产道畸形，以及盆腔肿瘤阻塞产道等均可造成胎先露下降受阻。临产后子宫上段强烈收缩，向下压迫胎儿，子宫下段被迫伸展过度而变薄，造成子宫破裂。

2.损伤性子宫破裂

不适当地实行各种阴道助产手术，如宫口未开全做产钳助娩或臀牵引术手法粗暴，忽略性横位，不按分娩机制，强行做内倒转术；或做破坏性手术如毁胎术，胎盘植入人工剥离胎盘等由于操作用力不当，损伤子宫。暴力压腹助产即人工加压子宫底部促使胎儿娩出，也可使子宫破裂。

3.催产素应用不当

产程延长，未查明原因即滥用催产素，或宫颈未成熟应用催产素强行引产，有时胎儿从阴道前或后穹窿排出，造成子宫破裂。

4.子宫发育异常

如残角子宫、双角子宫，子宫发育不良在妊娠后期或分娩期发生破裂。

（二）瘢痕子宫破裂

1.剖宫产术或其他原因子宫切开术

如子宫畸形整形术、子宫穿孔或肌瘤剔除进宫腔修补术。妊娠晚期子宫膨大，分娩过程中瘢痕自发破裂。

2.子宫破裂以剖宫产瘢痕破裂最为常见

与前次剖宫产的术式有关，子宫切口分为下段横切口或纵切口，一般术式选为下段横切口，妊娠晚期子宫下段拉长、变薄，易切开及缝合，易愈合，若子宫下段未充分伸展而施行手术，术中不能选子宫下段横切口而行子宫纵切口，子宫肌层相对厚，缝合对合不齐，使切口愈合不良，易发生子宫破裂及产后晚期出血。与前次剖宫产缝合技术有关，无论子宫下段横切口或纵切口，如果切口缝线太密、太紧，影响血运，边缘对合不齐或将内膜嵌入肌层、感染等因素使切口愈合不良，再次妊娠分娩易发生子宫破裂。

（三）本次妊娠的影响

1.胎盘的位置

因滋养叶细胞有侵袭子宫肌层的作用，若胎盘位置于瘢痕处，可造成瘢痕的脆弱。

2.妊娠间隔的时间

瘢痕子宫破裂与妊娠间隔有一定的关系，有资料表明，瘢痕子宫破裂最短为 1 年，最长为 10 年，一般 2 年之内子宫破裂为多。

3.妊娠晚期子宫膨大

如双胎、羊水过多、巨大儿等，一般孕周达 38 周胎头入骨盆，子宫下段撑薄，易发生子宫瘢痕破裂。

4.产力的影响

临产后子宫收缩牵拉瘢痕,易发生瘢痕的破裂。

二、临床表现

根据子宫破裂的发展过程,可分为先兆子宫破裂与子宫破裂两种。先兆破裂为时短暂,若无严密观察产程往往被忽略,发展为破裂。尤其为前次剖宫产史,常见于瘢痕破裂,有时在手术时才发现子宫肌层裂开。

(一)先兆破裂

(1)多见于产程延长与先露下降受阻,产妇突然烦躁不安,疼痛难忍,呼吸急促,脉搏细速。

(2)子宫肌层过度收缩与缩复而变厚,子宫下段逐渐变长变薄。腹部检查时子宫上下段明显出现病理缩复环即此环每次宫缩时逐渐上升,阵缩时子宫呈葫芦形,子宫下段有明显压疼。

(3)胎动活跃,胎心变慢或增快,提示胎儿宫内窘迫。

(4)产妇往往不能自解小便,膀胱因过度压迫而发生组织损伤,导致血尿。

(二)破裂

子宫破裂发生一刹那,产妇感到剧烈的疼痛。宫缩停止,腹痛稍感轻些,此后产妇出现的全身情况与破裂的性质(完全或不完全)、出血的多少有关。完全破裂,内出血多,患者血压下降,很快出现休克,胎动停止,胎心消失。出血和羊水的刺激有腹膜刺激症状,如压痛、反跳痛及肌紧张等,不完全破裂症状可不典型,但在破裂处有固定的压痛。典型的子宫破裂诊断不困难,但若破裂发生在子宫后壁或不完全破裂则诊断较困难。

三、诊断

(1)依靠病史、体征。

(2)腹部检查:腹部检查全腹压痛和反跳痛,腹肌紧张,可叩及移动性浊音,腹壁下胎体可清楚扪及,子宫缩小,位于胎儿一侧,胎动停止,胎心消失。

(3)阴道检查:子宫破裂后,阴道检查可发现胎先露的上移,宫颈口缩小,可有阴道流血，有时可触到破裂口；但若胎儿未出宫腔，胎先露不会移位，检查动作要轻柔，有时会加重病情。

（4）B超诊断：可见胎儿游离在腹腔内，胎儿的一边可见收缩的子宫，腹腔的积液。

（5）腹腔或后穹窿穿刺：可明确腹腔内有无出血。

四、鉴别诊断

（一）胎盘早剥与子宫破裂

均有发病急，剧烈腹部疼痛，腹腔内出血，休克等症状，但前者患有妊高征，B超提示胎盘后血肿，子宫形状不变，亦不缩小。

（二）难产并发感染

个别难产病例，经多次阴道检查后感染，出现腹痛症状和腹膜炎刺激征，类似子宫破裂征象，阴道检查宫颈口不会回缩，胎儿先露不会上升，子宫亦不会缩小。

五、治疗

（一）先兆子宫破裂

早期诊断，及时恰当处理，包括输液、抑制宫缩的药物及抗生素的应用。一旦诊断子宫先兆破裂，希望能挽救胎儿，同时为了避免发展成子宫破裂，应尽快行剖宫产术结束分娩。

（二）子宫破裂

一方面输液、输血、氧气吸入等抢救休克，另一方面准备剖腹手术，子宫破裂时间在12小时以内，破口边缘整齐，无明显感染，需保留生育功能者，可考虑修补缝合破口。破口大或撕裂不整齐，且有感染可能，考虑行次子宫全切术。破裂口不仅在下段，且沿下段至宫颈口考虑行子宫全切术。如产妇已有活婴，同时行双侧输卵管结扎术。

（三）开腹探查子宫破裂外的部位

仔细检查阔韧带内、膀胱、输尿管、宫颈和阴道，如发现有损伤，以及时行修补术。

六、预防与预后

做好孕期检查，正确处理产程，绝大多数子宫破裂可以避免。孕产期发生子宫破裂的预后与早期诊断、抢救是否及时、破裂的性质有关。减少孕产妇及围生儿的死亡率。

（1）建立健全的妇幼保健制度，加强围生期保健检查，凡有剖宫产史、子宫手术史、难产史、产前检查发现骨盆狭窄、胎位异常者，应预产期前 2 周入院待产。充分做好分娩前的准备，必要时择期剖宫产。

（2）密切观察产程，及时发现异常，出现病理缩复环或其他先兆子宫破裂征象时应及时行剖宫产。

（3）严格掌握催产素和其他宫缩剂的使用适应证：胎位不正、头盆不称、骨盆狭窄禁用催产素。双胎、胎儿偏大、剖宫产史、多胎经产妇慎用或不用催产素。无禁忌证的产妇，应用催产素应稀释后静脉滴注，由专人负责观察产程。禁止在胎儿娩出之前肌内注射催产素。

（4）严格掌握各种阴道手术的指征：遵守手术操作规程困难的阴道检查：如产钳，内倒转术后，剖宫产史及子宫手术史，产后应常规探查宫颈和宫腔有无损伤。

（5）正确掌握剖宫产指征：包括第一次剖宫产时，必须严格掌握手术适应证。因瘢痕子宫破裂占子宫破裂的比例越来越高，术式尽可能采取子宫下段横切口式。有过剖宫产史的产妇试产时间不应超过 12 小时，并加强产程监护，以及时发现先兆子宫破裂征象转行剖宫产术结束分娩。对前次剖宫产指征为骨盆狭窄、术式为子宫体部切口、术式为子宫下段切口有撕裂、术后感染愈合不良、已有两次剖宫产史者均应行剖宫产终止妊娠。

究其子宫破裂的潜在根源，基本上都包含有人为因素存在，如瘢痕子宫破裂的手术史，损伤性子宫破裂的手术创伤或分娩前子宫收缩剂使用不当，自然破裂中的多次分娩、刮宫甚至子宫穿孔史、人工剥离胎盘史等，极少数患者因子宫先天发育不良而引发。因此，规范手术操作和治疗，减少子宫破裂发生隐患。同时，严密观察产程，以及时发现和处理可能发生的危险，提高产科质量，绝大多数子宫破裂可以避免发生。

第三节 脐带脱垂

一、概述

胎膜未破时脐带位于胎先露部前方或一侧，称为脐带先露或隐性脐带脱垂。胎膜破裂脐带脱出于宫颈口外，降至阴道内甚至露于外阴部，称为脐带脱垂。多发生在胎先露部尚未衔接时，如头盆不称、胎头入盆困难，或臀先露、肩先露、枕后位及复合先露等胎位异常时，因胎先露与骨盆之间有空隙脐带易于滑脱。另外，胎儿过小，羊水过多，脐带过长，脐带附着异常及低置胎盘等均是脐带脱垂的好发因素。脐带是连接母体与胎儿之间的桥梁，一端连于胎儿腹壁脐轮，另一端与胎盘胎儿面相连。它由两条脐动脉和一条位于脐带中央的宫腔较大脐静脉组成，血管周围为华通胶，是胎儿与母体进行气体交换、营养物质和代谢产物交换的重要通道。一旦发生脐带脱垂，不但增加剖宫产率，更主要对胎儿影响极大：发生在胎先露部尚未衔接、胎膜未破时的脐带先露，因宫缩时胎先露部下降，一过性压迫脐带导致胎心率异常，久之，可引起胎儿宫内缺氧；胎先露部已衔接、胎膜已破者，脐带受压于胎先露部与骨盆之间，快速引起胎儿缺氧，甚至胎心完全消失，其中，以头先露最严重，肩先露最轻。若脐带血液循环阻断超过7～8分钟，则胎死宫内。

（一）胎心听诊监测

临产后听胎心，耻骨联合上有明显的杂音，脐带杂音是提示脐带血流受阻的最早标志，但非唯一体征。胎膜未破，于胎动、宫缩后胎心率突然变慢，改变体位、上推胎先露部及抬高臀部后迅速恢复者，应考虑有脐带先露的可能。无论自然破膜或人工破膜后，胎心突然减慢，可能发生了脐带脱垂。在第二产程时胎先露下降幅度最大，也是引发脐带受压的危险期，更应密切观察胎心变化，一旦出现胎心快慢节律不均或宫缩后胎心持续减速等异常，均应及时考虑脐带因素致胎儿窘迫的潜在危险存在。而此时胎心听诊仍是最简单实用、及时有效、可靠且经济的一种监测手段。

（二）胎心电子监测

胎心电子监测是近十多年来临床应用最多的监测脐带因素致胎儿窘迫的方法，以其能够实时反映脐带受压时胎心的瞬时变化为特征，且反应灵敏。在持续监护过程中，如果频繁出现胎心变异减速，且胎心率基线变异小，但减速持续时间短暂且恢复快，氧气吸入无明显改善，改变体位后有好转，提示脐带受压，可能有隐性脐带脱垂；若破膜后突然出现重度减速（胎心常低于 70 次/分），考虑脐带脱垂发生，胎心宫缩监护（CST 或 OCT）监测，宫缩时脐带受压引起的典型可变减速（VD）波形特点：先是脐静脉受压使胎儿血容量减少，通过压力感受器调节使胎心在减速前可有一短暂加速，随后当脐动脉受压，通过压力及化学感受器双重调节产生胎心减速；当脐带压力缓解时，又是脐静脉梗阻解除滞后于脐动脉，产生一个恢复胎心基线率前的又一次胎心加速；重度 VD 胎心减速最低可≤70 次/分，持续≥60 秒。其他不典型的 VD 可表现为减速与宫缩无固定联系，变异波形不定可表现为 W 形、K 形、U 形等，可发生延长减速（超过 60～90 秒，但＜15 分钟的减速）或心动过缓（＞15 分钟的减速）。合并晚期减速，多提示胎儿预后危急。但使脐带受压的因素很多，应动态监测并密切结合临床，综合判断。

（三）阴道检查

适用于产程中胎心突然减慢或不规则及肛门指诊可疑脐带脱垂时，以及时改行阴道检查，若触及前羊水囊内或宫颈外口处有搏动条索状物即可确诊。但无搏动时也不能完全排除脐带血肿、囊肿脱垂甚至脐带脱垂后完全受压、血流中断或已胎死宫内的可能，需进一步结合胎心等其他临床检查诊断，包括产后脐带检查。

（四）超声检查

B 超诊断对脐带异常很有意义，彩色多普勒或阴道探头检查更为清楚。脐带先露者，脐带位于胎头与宫颈内口之间的羊水暗区内，B 超容易诊断，且部分病例经产科采取干预措施脐带位置可恢复正常。而隐性脐带脱垂者因脐带周围无足够的羊水衬托，B 超诊断相对困难，且须与脐带绕颈鉴别。前者脐带回声位于胎儿耳部及以上水平，呈团状多条索样回声；后者则可于胎儿颈项部见到脐带横断面，呈圆形低回声，中间可见"＝"样强回声，转动探头可见到脐带长轴断面，仔细观察，可以鉴别。而显性脐带脱垂则多为破水后脐带娩出于宫颈或阴道外，超声诊断意义不大。

二、治疗纵观

脐带是维系胎儿生命的重要通道。胎儿心脏每一次搏动将含氧较低、二氧化碳较高的血液经脐动脉输向胎盘，经过绒毛的毛细血管，与绒毛间隙的母血根据血氧及二氧化碳的浓度梯度差进行氧及二氧化碳的交换，交换后，将含氧较高、二氧化碳较低的血经脐静脉回输给胎儿；当然，此中还兼有输送各种胎儿所赖以生存的营养成分和经代谢之后需要排出的产物。因此，一旦脐带脱垂，血运受阻，将造成胎儿的急性缺氧，以致死亡。故解除脐带受压，恢复血液循环是处理脐带脱垂的关键。因脐带受压血流量减少，反射性刺激迷走神经，使胎心率减慢，终至胎儿死亡。为改善脐血流量，可以采取头低臀高位，检查者用手指经宫颈将胎先露上推，并将脱出的脐带轻轻托于阴道内，以消除脐带受压，同时应用宫缩抑制剂。有人曾用地西泮 10 mg 静脉推注，国外也有学者用 500～700 mL 生理盐水灌注膀胱，使充盈的膀胱向上推移胎头，减少对脐带的压迫，同时持续给氧，将已脱出阴道外的脐带轻柔送入阴道内，避免脐带受外界冷空气刺激，引起脐血管痉挛及迷走神经兴奋所致的循环障碍，再用 37℃左右生理盐水浸泡的温湿棉垫放入阴道下 1/3 处，以防脐带再度脱出。经上述理后要根据胎儿情况、宫口开大的程度及胎先露高低确定分娩方式：①宫口已开全，胎儿存活且先露较低者，应立即行阴道助产结束分娩。②不具备阴道分娩条件者，应立即在局部麻醉下就地（待产室或产房）行剖宫手术。③如果胎儿小、不足月或胎心音消失，估计不能存活时，可等待宫口开全后自然分娩或酌情行毁胎术。也有臀位，脐带脱垂，因先露较低，宫口开大约 8 cm，而行宫颈口扩张并加用 2%丁卡因棉球浸润宫颈，5 分钟后宫口开全，行会阴侧切+臀牵引术结束分娩而抢救成功的案例。目前不主张脐带还纳术，是因为脐带有一条较粗的静脉及两条旋绕在其外侧的动脉，因脐动脉是由内环层平滑肌、内纵层平滑肌、大盘旋平滑肌及小盘旋平滑肌组成，其中内纵层平滑肌对不同浓度的肾上腺、去甲肾上腺素、乙酰胆碱等物质的反应不敏感，但对机械刺激可发生明显收缩，甚至使血管完全关闭。

脐带脱垂发生率为 0.4%～10%，大部分由于胎位异常造成，其中臀位高于头位发生率，足先露高于单臀和混合臀位。86.43%的脐带脱垂发生于第一产程活跃期及第二产程。因此，如发现胎心突然变化，耻骨联合上方听到脐带杂音，即行阴道检查。产程中除脐带脱垂高危因素外，若不能排除隐性脐带脱垂或脐带先露者，绝对不能人工破膜；胎膜已破，先露未入盆，绝对卧床休息，抬高床尾，不能下蹲小便。而且，产程中严密监护胎心音，一旦发生胎心音改变，寻找原因要快、稳、准，争取产房就地立即剖宫产挽救胎儿生命。同时，加强医护人员责任心，不断提高业务技术水平，力争做到有发生立即抢救，有抢救就成功。脐带隐性脱垂致脐带受压超过 30 分钟，将发展成脑瘫，对新生儿危害极大。在隐性脐带脱垂中首要征象为胎儿窘迫，脐带隐性脱垂的处理，关键在于早期发现，及时处理。一旦考虑到本病，除给氧、静推三联等外，必须立即停用催产素，改变体位或上推先露部，以缓解对脐带的压迫，使用得当可立即见效。胎心极慢，上述效果不显时，尚可用哌甲酯 20 mg 加入 5%葡萄糖 500 mL 静滴。如估计阴道助产能立即娩出者，可不必等待胎心好转。宫口开全、先露较低，可负压吸引助产。如胎心不好，短期内不能经阴道分娩者，应尽快行剖宫产术。剖宫产时一般可取平卧位，如平卧后胎心再度减慢，可恢复改善时的体位姿势手术。足位隐性脐带脱垂一旦临产宜尽快行剖宫产术。脐带隐性脱垂的重要诱因是产科操作。破膜前应充分注意是否存在脱垂原因，可降低其发生率。有资料显示，胎先露在坐骨棘 0.5 cm 以上者几乎为坐骨棘 0.5 cm 以下的 3 倍（23/8），LOA 位的发生率（0.77%）为 ROA 位（0.46%）的 1.7 倍。提示先露在坐骨棘 0.5 cm 以上、LOA 位为高危因素，此外前羊水囊较充盈者，无论是自然破膜还是人工破膜均易导致脐带隐性脱垂。故先露在坐骨棘上 0.5 cm 以上、前羊水较充盈、尤为 LOA 位者，破膜时应慎重，宜使羊水缓慢流出，避免发生脐带隐性脱垂。

在一些边远落后地区，无条件手术时或产妇和家属不同意剖宫产时，可行改良脐带还纳术。改良脐带还纳器的制作：①采用 18 号一次性塑料导尿管取代传统脐带还纳术中的肛管，把导尿管剪至子宫探针的长度，可将导尿管侧孔适当扩大到足以通过粗棉绳。②子宫探针。③粗棉绳取代传统脐带还纳术中棉纱条。操作方法：取胸膝卧位或骨盆臀高位，脐带脱垂处取高位，用粗棉线在脐带脱垂的远端套系成一个约 5 cm 直径的棉线环，探针穿入尿管至侧孔处，把棉线环套入探针后，将探针顶在导尿管顶端。稍推开先露，在一手食指和中指的引导下，将导尿管送入宫腔，至宫口无脐带为止，并保证脐带不受胎先露挤压，争取在宫缩间歇时完成。待胎心恢复，取出探针，其余部分暂保留于宫腔，助手下推宫底，促使先露下降堵塞宫口，以免脐带再度脱垂，当经阴道或剖宫产娩出胎儿后取出导尿管。此法较以往脐带还纳术成功率高，可将脐带送到有效深度，将变形的塑料导尿管及棉线保留于宫腔，既不妨碍先露下降，又不会因肛管过粗留置后造成空隙过大而引起脐带再度脱垂，同时又可避免取导尿管造成脐带再次脱垂和不必要的操作导致延误抢救时机。操作中应注意以下几点：①采取适当的体位，以避免脐带在操作中受压。②可将脱出阴道内的脐带稍向外拉，使脱出脐带的远端近阴道口处，以方便操作，可缩短操作时间。③操作时可在多普勒或 B 超监护下进行。④一旦还纳成功，应尽早剖宫产。

三、治疗方案

根据 Llsta 等的统计，与产科干预有关的脐带脱垂情况有所增加，可达 40%左右。产科的干预包括：①人工破膜，尤其是先露高浮的情况下。②水囊等引产。③外倒转术。④促宫颈成熟。⑤旋转胎头。⑥羊水灌注。⑦胎儿头皮电吸的应用等。

虽脐带脱垂很大部分与产科的干预措施有关，但正确的产科干预措施并不增加脐带脱垂的发生率。故采取有效的预防措施及积极的处理是必要的。

（1）孕妇有高危因素如对胎位异常，先露高浮的孕妇提前 1~2 周入院，注意数胎动，嘱破膜后立即平卧；减少不必要的肛查与阴道检查；如多胎妊娠、臀位可适当放宽剖宫产指征。

（2）产程中加强监护，全程的胎心监护对有高危因素或经产科干预的孕妇是很有效的监测手段，它可以及时发现胎心异常、及时做阴道检查。胎心监护的可变减速是一个信号，可缩短诊断的时间。

（3）掌握人工破膜指征及方法：破膜前尽可能摒除脐带先露的存在，在宫缩间隙期行高位、小孔破膜。

（4）B 超发现隐性脐带脱垂，胎儿已成熟可行剖宫产。

（5）对有症状者酌情给予吸氧、静脉注射三联（50%葡萄糖、维生素 C、尼可刹米）、5%碳酸氢钠、阿托品、哌甲酯，提高胎儿缺氧的耐受能力。

（6）产程中隐性脐带脱垂而胎心尚存者：宫口开全、先露不高，可行阴道助产；臀位行臀牵引术；宫口开大 8 cm 以下且估计胎儿娩出后能存活者则尽快行剖宫产术。

（7）显性脐带脱垂，胎心尚存宫口开全、先露不高者，可行阴道助产；臀位行臀牵引术；宫口未开全的孕妇，取头低臀高位或胸膝卧位，由助手用手经阴道上推先露；吸氧；膀胱内注入 500～750 mL 等渗盐水；脱出阴道的脐带轻轻还纳入阴道，避免冷刺激。局部麻醉下行剖宫产。关于脐带脱垂时对胎儿情况的判断，除了手摸脐带搏动、听诊器或超声多普勒听胎心外，有条件者还可用 B 超检查显示胎心率。有报道 2 例患者用前述方法已听不到胎心，而 B 超诊断胎心 50～80 次/分，剖宫产后胎儿存活。故胎心到底是多少次以上应该行剖宫产抢救胎儿，尚没有定论。应根据胎心率、胎儿的成熟度、孕妇的切盼程度及产科的抢救能力来综合考虑。

（8）预防产后出血及感染：产后及时按摩子宫，促使其收缩，常规宫体注射缩宫素 20 U；检查胎盘是否完整、有无宫腔残留，软产道有无损伤及有无异常出血等情况，以及时对症处理；分娩后保持会阴部清洁，聚维酮碘（碘伏）每天 2 次，常规擦洗外阴，有会阴侧切口者，应嘱其取健侧卧位，并应用抗生素，防止恶露污染伤口引起感染。

（9）胎儿存活，宫口未开全又无剖宫产条件，可行脐带还纳术：术者手托脐带进入阴道，手指将先露向上推，助手腹部向上推胎体并要求产妇张口深呼吸，吸氧气同时，还纳脐带从近端开始单方向旋转，争取在宫缩间歇时迅速完成，脐带处于先露之上越高效果越好，待宫缩后将手慢慢退出，直至先露部固定，但还纳术有一定的困难，常边送边滑脱。另外，因脐带受刺激，脐血管收缩加重胎儿缺氧情况，常在还纳的过程中胎儿脐带搏动停止。可试行改良脐带还纳术。同时加强围生期保健，做好定期的产前检查，增强孕产妇自我保健意识，提高整个社会人群卫生保健素质，也是预防脐带脱垂，降低围产儿病死率的关键。

第四节　胎儿窘迫

一、概述

胎儿窘迫是指胎儿在子宫内因急性或慢性缺氧和酸中毒危及其健康和生命的综合征,严重者可遗留神经系统后遗症或发生胎死宫内。发病率为 2.7%～38.5%。胎儿窘迫分为两种类型:急性胎儿窘迫多发生在分娩期;慢性胎儿窘迫常发生在妊娠晚期,在临产后往往表现为急性胎儿窘迫。母—胎间血氧运输及交换障碍或脐带血液循环障碍,可引起胎儿急性缺氧,如缩宫素使用不当,造成过强及不协调宫缩,宫内压长时间超过母血进入绒毛间隙的平均动脉压;前置胎盘、胎盘早剥;脐带异常,如脐带绕颈、脐带真结、脐带扭转、脐带脱垂、脐带血肿、脐带过长或过短、脐带附着于胎膜;母体严重血液循环障碍致胎盘灌注急剧减少,如各种原因导致休克等;孕妇应用麻醉药及镇静剂过量,抑制呼吸。引起胎儿慢性缺氧的因素,如母体血液含氧量不足,合并先天性心脏病或伴心功能不全,肺部感染,慢性肺功能不全,哮喘反复发作及重度贫血等;子宫胎盘血管硬化、狭窄、梗死,使绒毛间隙血液灌注不足,如妊娠期高血压疾病、妊娠合并高血压、慢性肾炎、糖尿病、过期妊娠等;胎儿严重的心血管疾病、呼吸系统疾病,胎儿畸形,母儿血型不合,胎儿宫内感染、颅内出血及颅脑损伤致胎儿运输及利用氧能力下降等。

二、诊断

胎儿窘迫的主要临床表现为胎心率异常、羊水粪染及胎动减少或消失。因此,诊断胎儿窘迫不能单凭一次胎心听诊的结果,应综合其他因素一并考虑。

（一）急性胎儿窘迫

1.胎心率异常

胎心率变化是急性胎儿窘迫的一个重要征象。正常胎心率为 120～160 次/分,缺氧早期,胎心率于无宫缩时加快, >160 次/分;缺氧严重时胎心率<120 次/分。若行胎儿电子监护可出现多发晚期减速、重度变异减速。胎心率<100 次/分,基线变异<5 次/分,伴频繁晚

期减速提示胎儿缺氧严重，可随时胎死宫内。

2.羊水胎粪污染

根据程度不同，羊水污染分 3 度：Ⅰ度浅绿色，常见胎儿慢性缺氧。Ⅱ度深绿色或黄绿色，提示胎儿急性缺氧。Ⅲ度呈棕黄色，稠厚，提示胎儿缺氧严重。当胎先露部固定，胎心率<100 次/分而羊水清时，应在无菌条件下，于宫缩间歇期，稍向上推胎先露部，观察后羊水性状。

3.胎动异常

缺氧初期为胎动频繁，继而减弱及次数减少，进而消失。

4.酸中毒

采集胎儿头皮血进行血气分析，若 pH<7.2，PO_2<10 mmHg，PCO_2>60 mmHg，可诊断为胎儿酸中毒。

（二）慢性胎儿窘迫

1.胎动减少或消失

胎动<10 次/12 小时为胎动减少，为胎儿缺氧的重要表现之一，临床上常见胎动消失 24 小时胎心消失，应予警惕。监测胎动的方法：嘱孕妇每日早、中、晚自行计数胎动各 1 小时，3 小时胎动之和乘以 4 得到 12 小时的胎动计数。胎动过频或胎动减少均为胎儿缺氧征象，每日监测胎动可预测胎儿安危。

2.胎儿电子监护异常

胎儿缺氧时胎心率可出现以下异常情况。①NST 无反应型：持续监护 20 分钟，胎动时胎心率加速≤15 次/分，持续时间≤15 秒。②在无胎动与宫缩时，胎心率>180 次/分或<120 次/分持续 10 分钟以上。③基线变异频率<5 次/分。④OCT 可见频繁重度变异减速或晚期减速。

3.胎儿生物物理评分低

根据 B 型超声监测胎动、胎儿呼吸运动、胎儿肌张力、羊水量及胎儿电子监护 NST 结果进行综合评分（每项 2 分）：≤3 分提示胎儿窘迫，4～7 分为胎儿可疑缺氧。

4.胎盘功能低下

24 小时尿雌三醇值（E_3）＜10 mg 或连续监测减少＞30%，尿雌激素/肌酐比值＜10；妊娠特异性$β_1$糖蛋白（SP_1）＜100 mg/L；胎盘生乳素＜4 mg/L，均提示胎盘功能不良。

5.羊水胎粪污染

通过羊膜镜检查可见羊水呈浅绿色、深绿色及棕黄色。

6.脐动脉多普勒血流

搏动指数（PI）和阻力指数（RI）可以了解胎盘阻力高低，间接推测胎儿有无宫内缺氧。有关脐动脉收缩期与舒张期血流速度比值（S/D 或 A/B）的下降幅度或正常的切点报道也不一致：某军医大学足月妊娠以 S/D2.3 为预警指标。上海某医院的标准是 36～40 周 S/D 为 1.7～3，平均 2.5 左右，一般认为 30～32 周以后 S/D＜3。但当 B-O 或出现逆流意味着胎儿严重缺氧，有胎死宫内的可能。

三、治疗纵观

胎儿对宫内缺氧有一定的代偿能力。轻、中度或一过性缺氧，不产生严重代谢障碍和器官损害，而长时间中度缺氧则可引起严重并发症。

（一）心血管系统的变化

由于二氧化碳蓄积及呼吸性酸中毒，使交感神经兴奋，肾上腺儿茶酚胺及肾上腺素分泌增多，致血压升高、心率加快及血液重新分布；心、脑、肾上腺血管扩张，血流量增加，其他器官血管收缩，血流量减少。重度缺氧时，转为迷走神经兴奋，心功能失代偿，心率由快变慢。无氧糖酵解增加，丙酮酸及乳酸堆积，胎儿血 pH 下降，出现混合性酸中毒。

（二）消化系统的变化

缺氧使肠蠕动亢进，肛门括约肌松弛，胎粪排出污染羊水，呼吸运动加深，羊水吸入，出生后可出现新生儿吸入性肺炎。

（三）中枢神经系统的变化

由于妊娠期慢性缺氧，使胎儿生长受限，分娩期急性缺氧可发生缺血缺氧性脑病及脑瘫等终身残疾。

（四）泌尿系统的变化

缺氧使肾血管收缩，血流量减少，胎儿尿形成减少而致羊水量减少。

由此看来，胎儿窘迫的基本病理是缺血缺氧引起的一系列变化。胎儿在宫内慢性缺氧或缺氧初期，由于胎儿对缺氧有一定耐受力，通过低氧消耗、血液供应的重新分布及利用无氧糖酵解作为能量来源尚有一定代偿能力。但若缺氧时间长，胎儿一旦对缺氧失去代偿能力，则会对胎儿器官特别是心血管系统和中枢神经系统的功能产生影响，不但直接威胁胎儿在宫内的生命，还可造成出生后新生儿窒息及出生后永久性的神经损伤后遗症。因此胎儿宫内窘迫的出现表明胎儿处于危急状态，应进行紧急处理，当然最重要的措施在于早针对胎儿宫内窘迫的病因预防或早期治疗，以降低围产儿的患病率及死亡率。

胎儿氧供应来自母体血液循环，胎儿与母体间气体交换与运输对胎儿宫内健康生长与安危至关重要。妊娠晚期近足月时母体从子宫动脉流向胎盘的血流量为 500～700 mL/min，氧分压为 12.7 kPa（95 mmHg），流到绒毛间隙的血流量为 400～500 mL/min，氧分压为 5.5 kPa（400 mmHg）；绒毛内胎儿毛细血管血流量为 300～400 mL/min，而氧分压为 2.67 kPa（21 mmHg）。胎儿与母体间血氧与二氧化碳交换是通过单纯弥散方式按浓度与压力梯度原理进行，即物质在生物膜两侧交换时，从浓度高或压力高侧向低处弥散。因此胎儿与母体间气体交换是通过血管内皮细胞及绒毛细胞膜，由母侧血中氧分压 12.7 kPa 先直接流向绒毛间隙，因其为混合血，PO_2 降至 5.33 kPa，再弥散至胎血中，PO_2 为 2.67 kPa 的低侧。母体中 PO_2 越高，绒毛面积越大，绒毛合体细胞膜越薄，则单位时间内母体向胎儿运送的 O_2 越多。母体的供氧、胎儿的输氧与胎儿的用氧三者间是密切相关的，三者中任何一方出现障碍，均可造成胎儿在宫内缺氧而出现胎儿窘迫。

临产后，胎儿宫内窘迫一般应用 5%碳酸氢钠静推来缓解缺氧状况，但效果不理想，不能有效中断胎儿体内的无氧酵解。注射用内给氧（注射用碳酸酰胺过氧化氢）是一种白色结晶或结晶性粉末，易溶于水，遇强氧化剂或还原剂可分解，注入人体后，能分解出过氧化氢，然后再经过氧化氢酶催化释放出氧。氧可直接与血红蛋白结合，进入细胞膜和线粒体内，从而提高氧分压和血氧饱和度，缓解缺氧状态。碳酸酰胺则通过肾脏以原形排出体外。胎儿宫内窘迫根本原因为脐血氧供不足，造成胎儿宫内缺氧所致酸血症，鼻部吸氧使母体内血红蛋白结合氧增加与胎盘交换增多，但交换能力有限。改善胎儿缺氧症状后，应尽快查明发生胎儿宫内窘迫的病因所在，如脐带绕颈，产道、产力异常等，要及时、恰当地给予处理，以保证胎儿安全和降低新生儿并发症。

围产儿死亡中30%～50%与胎儿宫内窘迫有关，窘迫时间长、程度重者，可产生神经系统的各种后遗症，甚至直接威胁胎儿生命。因此，胎儿宫内窘迫的治疗是产科医师应该非常重视的问题。急性胎儿宫内窘迫主要的病理生理特点是，母血含氧量降低，或胎盘循环受阻，导致胎盘气体交换障碍、供氧不足而产生酸中毒，引起胎儿体内二氧化碳积聚。临床常见于滞产、子宫收缩过强及脐带过短、绕颈及其他的胎盘老化、梗死等情况。现已确认，胎儿宫内窘迫的传统治疗方法，即应用高糖及呼吸兴奋剂可加重缺氧，而葡萄糖无氧代谢时及应用维生素C可加重酸中毒，目前已多不主张应用。氨茶碱是组织磷酸二酯酶抑制剂。动物试验表明，氨茶碱能使子宫胎盘血流量增加21%～45%，抑制子宫收缩，降低宫腔压力，从而缓解宫缩过强、脐带因素引起的缺氧状况。有文献报道对胎儿宫内发育迟缓（IUGR）的产妇给予氨茶碱后，用超声多普勒技术测定发现子宫动脉血流增加。对活跃期子宫收缩过程中因催产素使用不当导致胎儿宫内窘迫的产妇，氨茶碱有较好的治疗效果，这可能与扩张子宫血管、降低子宫压力、增加子宫胎盘血流量有关。氨茶碱还可提高母儿间氨基酸的转运能力，增加胎儿肝脏和胎盘的环腺苷酸（cAMP）含量，可导致肺表面活性物质产生，这有助于增强胎儿对缺氧的耐受性，提高抗病力。氨茶碱可提高cAMP含量，而cAMP可稳定平滑肌细胞膜电位，松弛平滑肌，并能抑制肥大细胞释放过敏性物质，使支气管扩张、黏膜水肿减轻，这有利于新生儿的复苏；氨茶碱具有心脏兴奋作用，可使心肌收缩力增强，心率明显增加，血二氧化碳水平明显下降，从而使FHR恢复。地塞米松通过胎盘进入胎肺诱导磷酸胆碱转换酶的合成，使羊水中卵磷脂/鞘磷脂比值加速上升，降低新生儿呼吸窘迫综合征的发生率。此外，地塞米松具有抗氧化、稳定溶酶体膜的作用，可维持小血管的紧张，并降低其通透性，恢复血—脑脊液屏障的功能，减轻脑水肿，这就大大降低了由于胎儿宫内缺氧引起脑及脑膜充血、水肿、出血的可能。氨茶碱与地塞米松联用治疗急性胎儿宫内窘迫，能提高胎儿对急性缺氧的耐受性，促进胎肺成熟，改善宫内循环状态和胎肺呼吸运动，从而纠正胎儿缺血状况缺氧。两药协同作用，还可减少胎儿在异常的呼吸动作下误吸羊水、胎粪而引起吸入性肺炎的可能；尤其是在严重胎儿宫内窘迫状态下需即刻行剖宫产结束分娩时，为宫内复苏抢救胎儿赢得了时间。因此，氨茶碱、地塞米松联用是一种有效的治疗急性胎儿宫内窘迫的方法。在应用中应注意氨茶碱需稀释后静脉缓慢注射，以避免恶心、呕吐、心动过速等不良反应。

胎儿宫内窘迫不论何种原因所致，就病理生理而言均为胎儿缺氧过程。沙丁胺醇兴奋 β_2 受体，能激活细胞膜上的腺苷酸环化酶，使 ATP 转化为环磷腺苷，调节钾、钠、钙等离子交换，降低钙离子水平及肌液蛋白链激酶含量，抑制肌液蛋白磷酸化，使血管平滑肌松弛，动脉血管扩张，子宫胎盘血流量增加，因而致血压下降，脉压增大，改善宫内供氧环境，从而改善胎儿缺氧状况。所以，沙丁胺醇适用于急慢性胎儿缺氧的宫内复苏治疗，但不宜用于严重的胎儿宫内窘迫。对用沙丁胺醇后 3~4 小时不能分娩者，应立即采取剖宫产等，尽快结束分娩。有资料显示，沙丁胺醇与三联加地塞米松联用对比，在胎心率转归、降低剖宫产和阴道手术助产及新生儿窒息率方面，前者具有明显优越性。沙丁胺醇的抑制宫缩、扩张血管的作用不影响产后出血。沙丁胺醇偶有发生心动过速者，故合并心脏病者慎用。

另外，纳洛酮是阿片受体拮抗剂，可拮抗中枢神经系统和其他组织内源性阿片样物质内啡肽逆转，这些物质有抑制中枢神经系统的作用。纳洛酮 5 mg/kg 可拮抗哌替啶引起的呼吸抑制，具有逆转中枢神经系统被抑制的作用。主要机制是纳洛酮直接作用于神经细胞，稳定细胞膜对钙离子的通透性，改善胎儿颅内缺氧状态，且对心血管及呼吸无抑制，起到抗休克作用。胎儿缺氧可引起宫内窒息，吸入羊水或胎粪并致脑组织损害，造成永久性神经性后遗症。此药可提高患儿对缺氧的耐受力，减轻大脑皮质水肿对中枢呼吸的抑制，适用于分娩前和术前，抢救产后新生儿窒息成功率亦较高。治疗剂量的纳洛酮对母体很少有毒性作用，对胎心和新生儿的影响很小，一般情况下用 0.4 mg 即可。如效果欠佳，可重复应用 0.4 mg。临床试验表明，纳洛酮不但对胎心和新生儿无不良反应，而且疗效明显，作用迅速、方便，有助于治疗产时胎儿窘迫和促进胎儿宫内复苏。

胎儿窘迫后缺氧缺血常引起胎儿脏器功能损害，特别是缺氧缺血性脑病，临床和动物实验研究，发现其机制主要有：酸中毒、高磷酸耗竭、ATP 酶依赖钙泵失活、膜离子转运停止、神经元发生去极化、细胞内钙超载、兴奋性氨基酸释出、氧自由基积聚、炎症因子释出，这些因素可直接使细胞受损、坏死，也可通过凋亡基因表达，导致迟发性细胞死亡。在动物实验中发现许多细胞保护剂具有较好的脑保护作用。用多种细胞保护剂联合治疗胎儿窘迫具有协同作用，能阻断发病后细胞损伤连锁反应。含镁能量合剂，能改善心脑循环，扩张子宫动脉及脐血管，解除胎盘绒毛表面血管痉挛，增加胎盘绒毛膜板氧合血流量，镁同时有抗钙离子、抗兴奋性氨基酸作用。ATP 和 CoA 作为细胞活化剂也被临床广泛应用，脑缺血启动过程首先是 ATP 耗竭，有人监测，在缺血后 10 分钟 ATP 由 2.2 mmol/kg 降至 0.1 mmol/kg，ATP 不仅直接供给能量，它还具有类似发动机的引火作用；通过环磷腺苷而增加磷酸化酶的活性，增加氧的氧化，生成更多的 ATP。CoA 作为一种辅酶参与磷脂的生物合成。胞磷胆碱作为胆碱的活化剂形成在卵磷脂的生物合成中起关键作用，它具有稳定细胞膜的作用。醋谷胺在抗兴奋性氨基酸过程中起介质作用。尼莫地平是钙通道拮抗剂，能阻断病理情况下的钙离子过度内流造成的细胞损害，而且能选择性阻断病理状态下的钙离子通道，降低钙离子向血管壁平滑肌细胞内转移，减轻血管痉挛，改善心、脑、肺、胎盘血液循环，从而起到防治胎儿窘迫脑损伤的作用，但对血压偏低孕妇不能盲目应用尼莫地平，以防低血压。甘露醇静脉滴注，它具有清除羟自由基、抑制脂质过氧化的作用，从而减轻自由基所诱发的脑水肿，防止缺氧脑组织不可逆性损伤，甘露醇还可改善心脑循环，使神经细胞得以改善。地塞米松、维生素 E、维生素 C 为自由基清除剂，起协同作用。故多种细胞保护剂联合治疗胎儿窘迫疗效明显。

胎儿窘迫是孕期和产期的一种严重并发症，若不及时治疗，有可能导致胎死宫内。常压下吸氧对改善胎儿窘迫的效果并不令人满意。对孕期确诊为胎儿窘迫的孕妇进行高压氧（HBO）治疗，以促进胎儿在宫内正常发育，对争取新生儿存活、减少近期并发症和远期后遗症，提高生存质量和民族健康素质都有积极的意义。胎儿能获取充分的氧气供给取决于以下五个环节：母血含量充足；子宫血液循环良好；胎盘绒毛交换功能健全；胎儿脐带血液循环通畅；胎儿血液循环功能正常。凡引起上述环节中任何一个环节失常的突发因素，均可导致胎儿窘迫。HBO 能迅速提高血氧分压、血氧张力，增加氧含量及组织中的氧储备，舱压每提高 1 个标准大气压，吸入氧的氧分压即比常压下吸氧时提高 0.1 mPa，由于压强的增加，气体的密度亦成正比增加，HBO 下吸入高分压、高密度的氧，形成了肺泡气—血液氧的高压力梯度，因而氧向血液内弥散的速度、距离、量与常压下吸氧时比有明显的增加。在常压下氧的有效弥散半径为 30μm，而在 3 TAT 下，可达 100μm，在常压下吸氧，血氧张力达 600 mmHg，而在 2.5～3 TAT 下吸氧，血氧张力可升至 1770～2140 mmHg，物理溶解氧量比常压下高 17～20 倍，能向组织和细胞提供充足的氧，从而改善子宫血液供应和血流迟滞，同时改善胎盘的供养及功能。换言之，只要上述五个环节中任一环节的功能仅存正常的 1/17～1/20，在 HBO 下均能得以补偿，这是常压氧无法达到的。跟踪随访出生 5 个月至 3 岁的婴幼儿，眼底检查未发现晶状体后纤维增生，小儿生长发育情况良好。因此，HBO 治疗胎儿窘迫，有利于妊娠顺利进行，是安全、有效的，且无不良反应，可作为孕期胎儿窘迫首选的辅助治疗措施。

脐带因素致胎儿窘迫在围产儿死亡中占很大比重，脐带异常是孕妇中常见的病理妊娠。当脐带因素致胎儿宫内窘迫时对新生儿危害极大，如处理不及时，可导致新生儿死亡。脐带一端连接胎儿，另一端附着于胎盘，通过胎盘与母体相连，以进行营养和代谢物质交换，脐带异常直接影响胎儿的生长、发育和预后。无论是脐带过短、缠绕及打结均在临产后，由于胎儿下降时牵拉脐带血管过度延伸变窄，血流受阻，致胎儿血液循环减少，胎儿缺氧窒息。脐带因素所致胎儿窘迫常发生于临产后，多为急性胎儿窘迫，胎心监护图上表现为心率异常或变异减速。脐带受压引起的典型变异减速波形特点如下：先是脐静脉受压使胎儿血容量减少，通过压力感受器调节使胎心在减速前可有一短暂加速，随后当动脉受压，通过压力及化学感受器双重调节产生胎心减速。当脐带压力缓解时，又是脐静脉梗阻解除滞后于脐动脉，产生一个恢复胎心基线前的又一次加速，重度变异减速胎心减速最低可≤70 次/分，持续≥60 秒，其他不典型的变异减速可表现为减速与宫缩无固定联系，变异波形不定，可表现为 W 形、A 形、U 型形，可发生延长减速（超过 60～90 秒，但≤15 分钟的减速），如脐带脱垂时，后两种情况可导致胎死宫内，应积极处理。因此，在妊娠晚期及临产后都应仔细观察胎心变化，当发现胎心异常或头先露有黏稠胎粪尚有 30 分钟缓冲期，如在 15 分钟内结束分娩，则新生儿病死率 0.5%，如持续 30 分钟以上可高达 11%，如同时有上述两种异常情况，新生儿病死率可达 50%。因此，应抓住时机果断处理。当发现胎儿宫内窘迫，应仔细检查，如宫口已开全，确能经阴道分娩，应立即侧切胎吸或产钳助产分娩。如不能经阴道分娩或宫口未开全，应立即剖宫产结束分娩。同时做好抢救新生儿准备，并应有儿科医师共同协作，使出生窒息的新生儿抢救成功。如在临产前发现脐带较重异常，则处理起来有足够时间。因此，利用彩超及脐血流图进行产前检查脐带情况是很有必要的。

不同职业的孕妇胎儿窘迫的发生率有很大差别，首先，工人和农民孕妇劳动强度大，子宫肌张力紧张，增加子宫肌层间血管的外阻力，子宫胎盘血运受阻，故易引起胎儿缺氧，由于含氧量不足，特别是临产时，宫内缺氧加重引起一系列临床症状。其次，体力劳动者产程相对较短，子宫收缩较强，过频、过强的宫缩，胎盘血流停止时间较长，胎盘中氧的交换受到影响，从而造成胎儿窘迫。因此，应该积极提倡产前休息，最好从预产期前 2 周开始休息。

胎儿宫内窘迫是指以胎儿胎盘系统的呼吸循环功能不全为主的一组综合征。处理好胎儿宫内窘迫对减少围产儿死亡，改善预后，优生优育具有重要意义。因此，应做好胎儿窘迫的防治。

1.胎儿宫内窘迫

应针对病因、孕周、胎儿成熟度和窘迫的严重程度进行处理。

2.胎动计数

孕妇于 28 周开始自数胎动，于每日早、中、晚固定时间各测 1 小时胎动数，将胎动数相加乘 4 即得出 12 小时的胎动数。胎动数＞30 次/12 小时为正常，＜20 次/12 小时为异常，＜10 次/12 小时提示胎儿已明显缺氧，若胎动继续减少至消失，胎心也将在 24 小时内消失。应及时就诊，以免贻误抢救时机，胎动过缓往往是胎动消失的前驱症状。

3.掌握听胎心的方法

每日定时听胎心并记录，正常指导孕妇左侧卧位，改善胎盘血流灌注。

4.孕妇配合

用通俗易懂的语言向高危孕妇讲解有关妊娠并发症与发生胎儿窘迫的因果关系，使她们对自身疾病有正确认识，能够积极配合治疗和护理，同时高危孕妇应每日吸氧 3 次，每次 30 分钟，增加母血氧饱和度含量，减轻因疾病所引起的胎儿宫内窘迫慢性缺氧。

四、治疗方案

（一）治疗原则

胎儿窘迫的治疗原则：根据胎儿窘迫的病理生理变化，必须抓住以下三个方面治疗。

（1）提高胎儿大脑及其他重要器官对缺氧的耐受性和稳定性。

（2）消除窘迫时对胎儿造成的脑及其他重要器官的功能障碍。

（3）尽快消除母体对胎儿的不良影响因素或使胎儿尽快脱离其有不良影响因素的母体。

（二）治疗措施

1.急性胎儿窘迫

应采取果断措施，改善胎儿缺氧状态。

（1）一般处理：左侧卧位。应用面罩或鼻导管给氧，10 L/分，吸氧 30 分/次，间隔 5 分钟。纠正脱水、酸中毒及电解质紊乱。

（2）病因治疗：如缩宫素使用不当致宫缩过强、不协调宫缩，应立即停用缩宫素，口服宫缩抑制剂沙丁胺醇 2.4～4.8 mg，每日 3 次，哌替啶 100 mg 肌内注射，也可用硫酸镁肌内注射或静脉滴注抑制宫缩。如羊水过少（AFV＜2 cm）脐带受压，可经腹羊膜腔输液，将 250 mL 生理盐水或乳酸钠林格注射液缓慢注入羊膜腔内，5～10 mL/分。AFV 维持 8～10 cm。

（3）尽快终止妊娠。

宫口未开全：应立即行剖宫产的指征如下，①胎心率＜120 次/分或＞180 次/分，伴羊水污染Ⅱ度。②羊水污染Ⅲ度，伴羊水过少。③胎儿电子监护 CST 或 OCT 出现频繁晚期减速或重度变异减速。④胎儿头皮血 pH＜7.20。

宫口开全：骨盆各径线正常，胎头双顶径已达坐骨棘平面以下者，应尽快经阴道助娩。无论阴道分娩或剖宫产均需做好新生儿窒息抢救准备。

2.慢性胎儿窘迫

应针对病因，视孕周、胎儿成熟度及胎儿窘迫程度决定处理。

（1）一般处理：左侧卧位休息。定时吸氧，每日 2～3 次，每次 30 分钟。积极治疗妊娠并发症。

（2）期待疗法：孕周小，估计胎儿娩出后存活可能性小，尽量保守治疗以期延长胎龄，同时促胎肺成熟，争取胎儿成熟后终止妊娠。

（3）终止妊娠：妊娠近足月，胎动减少，OCT 出现频繁的晚期减速、重度变异减速或胎儿生物物理评分＜3 分者，均应以剖宫产终止妊娠为宜。

在救治急性胎儿窘迫时应避免不合理的措施，即传统三联（50%GS 40 mL、维生素 C 0.5 g、尼可刹米 0.375 g）疗法。因为，胎儿在缺氧状态下葡萄糖无氧酵解后生成的 ATP 很少，却产生过多的丙酮酸，因不能进入三羧酸循环而堆积肝内，且部分转变成乳酸，发生代谢性酸中毒。高渗糖的使用目的在于补充能量，但使无氧酵解增加，乳酸生成增多，加重代谢性酸血症的病情；呼吸兴奋剂的使用促使胎儿深呼吸，与此同时，可能会吸入更多的羊水，而已发生胎儿窘迫的羊水多伴胎粪污染、变混浊，此羊水吸入下呼吸道诱发 MAS。另外，用碳酸氢钠静滴，对产程长进食少，恶心呕吐严重，肠胀气明显者，能起到纠正酸中毒及电解质功能紊乱作用。国内专家认为胎儿酸中毒是母体的反映，给母体碱性药物可改善胎儿酸中毒。但由于碳酸氢钠通过胎盘速度缓慢，因而对急性缺氧的缓解不起很大作用。现多主张羊膜腔内给药，达到快速纠酸作用。

发生胎儿宫内窘迫时产科医师应当机立断进行有效的宫内复苏。

1.注射用内给氧治疗方案

注射用内给氧又名碳酸酰胺过氧化氢，其化学式为：$CO(NH_2)_2 \cdot H_2O_2$，它是在过氧化氢的基础上衍化而来的，是一种强氧化剂，对人体组织无损害无刺激。注射用内给氧 1 g

（内含 H_2O_2 0.3 g）+10%葡萄糖 250 mL 静脉滴注，先快后慢（快速滴注后胎心转好，后慢速维持，直至胎儿娩出）。但内给氧制剂仅能缓解、改善胎儿缺氧症状，不能解决病因问题，如胎盘早剥，脐带脱垂，产道、产力异常等。因此，胎儿缺氧症状改善后，应尽快查明病因，给予及时、恰当的处理，以保胎儿安全。

2.氨茶碱与地塞米松联用治疗方案

地塞米松 5 mg，立即静脉推注，再用 25%葡萄糖 20 mL 加氨茶碱 0.25 g 静脉缓注（氨茶碱静推时间≥5 分钟）。氨茶碱可引起个别患者恶心、呕吐、心动过速、烦躁等不良反应。但只要推注缓慢，这些不良反应可以避免。

3.沙丁胺醇治疗方案

沙丁胺醇喷雾吸入，0.1～0.2 mg，30 分钟后含服 4.8 mg，个别产妇不能在 4 小时内结束分娩者再服 2.4 mg。沙丁胺醇不良反应小，偶发用药后心动过速，对合并心脏病及甲状腺功能亢进的孕妇慎用；同时，注意防止产程延长及产后出血。

4.多种细胞保护剂联合治疗方案

建立两路静脉通道，一路静脉缓慢推注地塞米松 10 mg，继续给予 20%甘露醇 150 mL 静脉滴注，另一路给予 10%葡萄糖液 250 mL 加 25%硫酸镁 20 mL、ATP 40 mg、CoA 200 U、维生素 C 2 g、胞磷胆碱 0.5 g、醋谷胺 0.5 g，静脉滴注，同时根据血压口服尼莫地平 10～20 mg、维生素 E 0.2 g。

5.纳洛酮治疗方案

静推纳洛酮 0.4 mg，30～120 分钟重复一次。

6.高压氧治疗方案

采用 YYC18D-8 型空气加压舱，治疗压力 0.16 mPa（1.6 ATA），升压 10 分钟，面罩吸纯氧 30 分钟，匀速减压 10～15 分钟，全程 50～60 分钟，每日 1 次，共 2～10 次，同时记录孕妇的自觉症状。

1998 年 ACOG 提出的建议包括以下几点：

1.改变孕妇体位

可缓解脐带受压，并可纠正仰卧位低血压；通过电子胎心监护仪，观察侧卧位后胎心率图形改变，以调整孕妇保持最合适的体位，并不仅限于左侧卧位。

2.停止缩宫素的使用并缓解过强的宫缩

停止缩宫素的使用并缓解过强的宫缩从而改善子宫胎盘血流灌注量。即使在等待剖宫产时，有条件者也应给予子宫松弛剂，如单次静脉慢推硫酸镁 4 g 或静脉用利托君（ritodrine）；也可皮下或静脉单次注射特布他林（terbutaline）0.25 mg。后两种药物不宜用于糖代谢异常孕妇。

3.阴道检查

排除脐带脱垂等病因。

4.纠正低血压

可适当给予升压药物，纠正因使用麻醉镇痛药物所致的低血压。

5.通知麻醉师和助产士

做好紧急分娩的准备工作。

6.注意胎心变化

可用电子胎心监护仪连续监护，也可间断听诊。在手术室，腹部皮肤消毒前，应始终注意胎心变化。

7.通知新生儿科医师

请有经验的新生儿科医师到分娩现场，准备复苏的药品和器械。

8.吸氧

给孕妇吸氧，最好采用高流量纯氧、面罩法间断给氧。

第五节　产后出血

一、概述

产后出血是指胎儿娩出后生殖道出血超过 500 mL（阴道分娩中），早期产后出血发生在产后 24 小时内，晚期产后出血发生在产后 24 小时后到产后 6 周内。出血可能发生在胎盘娩出前、娩出时及娩出后。事实上，在没有并发症的阴道分娩中准确测量平均出血量为 600～700 mL，而阴道助产和剖宫产可达 1000～1500 mL。对产后出血量的估计通常存在低估。不论是在发达国家还是发展中国家，产后出血都是引起孕产妇死亡的重要原因，特别是在非洲和亚洲的发展中国家，常是孕产妇死亡原因的第一位。产后出血在世界范围内的发生率是 10.5%，每年引起 13.2 万名产妇死亡，产后出血的死亡率为 1%。在我国产后出血近年来一直是引起孕产妇死亡的第一位原因，特别是在边远落后地区，产后出血引起的死亡占到 50% 以上。降低孕产妇死亡率，减少和有效处理产后出血至关重要。

二、诊断

在阴道分娩时，胎儿娩出后，生殖道出血超过 500 mL，在剖宫产时，胎儿娩出后出血超过 1000 mL 应诊断为产后出血。这种传统的定义对于临床的处理并没有太多的帮助，研究表明阴道分娩的平均出血在 500 mL 左右，而剖宫产的平均出血在 1000 mL 左右，按照这种定义有一半孕产妇分娩时会发生产后出血。用能引起低血容量症状时的失血量来定义产后出血可能更为实用，比如，血细胞比容产后较产前降低 10% 或需要输血治疗，这种情况占到阴道分娩的 4%，剖宫产的 6%。

（一）产后出血的常见病因

1.子宫收缩乏力

产后止血的重要生理机制就是胎盘附着部位围绕在血管周围的子宫肌纤维的强力收缩，使血管关闭从而达到止血的效果。子宫收缩乏力是指子宫肌纤维收缩不佳，是引起产后出血的最常见的原因（占 50% 以上）。引起子宫收缩乏力的危险因素有过多的宫腔操作、全身麻醉、子宫过度扩张（双胎、羊水过多）、产程延长、多产、子宫肌瘤、手术助产及宫腔操作、缩宫素引产和催产、子宫感染、子宫卒中等。

2.软产道损伤

会阴切开和（或）产道撕裂伤引起的大量出血占到了产后出血原因的 20%。撕裂伤的部位包括子宫、宫颈、阴道及外阴，在急产及阴道助产中比较常见。有时在外阴和阴道的皮下发生血管的撕裂伤，引起皮下血肿，由于没有显性出血，容易被忽略，有时产后几小时后或发生休克了才发现。

会阴切开时如果伤及动脉血管或曲张的静脉可能引起大量的出血，会阴切开的时机选择也很重要，胎儿娩出前切开过早，或是胎儿娩出后未及时缝合，都会明显增加出血量。世界卫生组织建议应有限制地进行会阴切开术，而不应作为一项常规。

产后如果子宫收缩好，持续有新鲜血液流出，应考虑撕裂伤的因素。发现宫颈和阴道撕裂伤需要在良好的暴露下仔细检查，如有撕裂伤应在充分的麻醉下及时修补。

子宫自然破裂十分少见，在多产、胎位异常、子宫瘢痕和催产素引产这些高危因素存在时应警惕。近年来越来越多剖宫产术后再次妊娠的情况，子宫破裂引起的产后出血有所增加。

3.胎盘组织残留

胎盘胎膜组织残留造成的产后出血占到 5%～10%，在胎盘植入、手剥胎盘、第三产程处理不正确、未及时发现副胎盘均可造成胎盘组织残留。B 超发现宫腔内高回声团块支持宫内组织残留的诊断。在产后几个小时后或晚期产后出血时，应高度警惕胎盘组织残留，并及时进行 B 超检查。经阴道的彩色多普勒超声检查更为敏感。如超声未见明确的宫内占位，则没有必要进行清宫术。

4.凝血功能障碍

在一些严重的产科并发症中可能出现凝血功能障碍，如胎盘早剥、死胎、羊水栓塞、重度子痫前期、子痫及败血症。临床表现可能有低纤维蛋白原血症、血小板减少及弥散性血管内凝血。如输血超过 8 个单位可能出现稀释性的凝血障碍。其他的内科并发症也可能引起凝血功能障碍，如白血病、血小板减少性紫癜等。对凝血功能障碍的诊断应重视孕产妇病史的采集和实验室检查。

（二）产后出血常见的危险因素

在一项对 9598 例阴道分娩的孕产妇的调查中，有 374 例发生产后出血，发生率为 4%，相关的危险因素有：

（1）产程延长（OR 7.56）。

（2）子痫前期（或 HELLP 综合征）（OR 5.02）。

（3）会阴侧切（OR 4.72）。

（4）有产后出血病史（OR 3.55）。

（5）双胎（OR 3.31）。

（6）先露下降停滞（OR 2.91）。

（7）软组织撕裂伤（OR 2.05）。

（8）使用催产素引产（OR 1.66）。

（9）手术助产（OR 1.66）。

（10）会阴正中切开（OR 1.58）。

（11）初产妇（OR 1.45）。

其他一些危险因素还包括全身麻醉、子宫过度膨大（多胎妊娠、巨大儿、羊水过多）、多产、绒毛膜羊膜炎等。

三、治疗纵观

尽管产后出血有近 90% 没有明确的高危因素，但通过加强孕产期的管理，特别是产时正确的处理能减少产后出血的发生。世界卫生组织推荐的积极处理第三产程对预防产后出血的效果已经被多项研究所证实。积极处理第三产程包括及早钳夹脐带、有节制地牵拉脐带、排空膀胱和预防性使用缩宫药物。一项系统评价显示：与期待处理相比积极处理第三产程（在医院里）降低了产后出血的量，平均降低约 80 mL；产后出血超过 500 mL 发生率由 13.6% 降至 5.2%，出血超过 1000 mL 的发生率由 2.6% 降至 1.7%；第三产程时间平均缩短 9.77 分钟。有节制牵拉脐带是积极处理第三产程的重要一环,传统的观点是在第三产程时要等到胎盘有剥离征象时方能协助胎盘娩出。但积极处理时要求胎儿娩出后,脐带停止搏动即钳夹切断脐带,在使用缩宫药物的同时,一手将钳夹的脐带一端握紧,另一只手放在产妇的耻骨联合之上,在牵拉脐带时,上面的手通过反向用力使子宫固定,防止引起子宫内翻,下面的手保持较低的牵拉力量,持续 2~3 分钟,当子宫变得圆硬,脐带变长,下拉脐带使胎盘娩出,而不要等出血(胎盘剥离)时才开始牵拉脐带。在整个过程中上面的手要持续用力保持子宫位置固定,切忌在没有上面的手向反方向推力的情况下,下拉脐带,造成子宫内翻。

宫缩剂的使用在预防产后出血中起到了至关重要的作用,常用的宫缩剂包括缩宫素(催产素)、麦角新碱、前列腺素制剂(米索前列醇片、卡孕栓、卡前列素氨丁三醇针)。多项随机对照试验表明缩宫素是目前预防产后出血效果明确、不良反应少的药物,但缩宫素应注意避免一次短时间大剂量使用(负荷剂量),如静脉推注 5 U 以上,可能引起低血压、心慌、心悸,特别是在区域麻醉的情况下更容易发生。麦角新碱在高血压和心脏疾患时不宜使用,我国现已停产。米索前列醇使用后腹泻、发热、寒战等不良反应明显,可作为没有缩宫素时替代或应用缩宫素无效时使用。卡前列素氨丁三醇针(欣母沛)价格昂贵,并不适于广泛应用,对应用缩宫素无效的宫缩乏力引起的产后出血的治疗有一定的效果。

四、治疗方案

许多处理产后出血的方法还停留在专家的经验和一些个案的报道,缺乏随机对照研究和系统评价,但在目前证据的基础上,也能为我们有效地处理、抢救产后出血的产妇提供有价值的借鉴。国际助产士联盟(ICM)和国际妇产科联盟(FIGO)建议处理产后出血按以下的流程,共 11 个步骤,每个步骤的第一个字母组成英文单词"止血"(HAEMOSTASIS)。

止血步骤如下:

1.H(ask for help)

呼叫救援帮助,立即组成抢救小组。通知助产士、产科医师、麻醉医师、内科医师、护工及后勤保障部门,组成有效的抢救小组,由在场的职称最高的医务人员作为总指挥,统一协调，并指定专人记录，同时通知血库、手术室做好准备。将产妇转入高危病房或 ICU 病房。

2.A（assess and resuscitate）

评估（包括生命征、出血量）并开始抢救复苏。立即建立 2 个 14 或 16 号的静脉输液通道，每个通道输入晶体液 1000 mL，最初 15~20 分钟内可快速输入 1000 mL，在第一小时内至少输入 2000 mL，输液 20~30 分钟评估休克有无改善，如有改善则以每 6~8 小时 1 L 的速度滴注晶体液。予面罩给氧，流量为 8 L/分，并抬高下肢。抽血进行合血、血常规、凝血（PT、APTT、Fib、D-二聚体）、电解质检查；安放尿管，行尿液分析，记录每小时尿量；监测产妇生命征包括血压、心率、呼吸、氧饱和度及心电图，必要时行中心静脉插管监测中心静脉压。

3.E（establish etiology and check medication supply）

初步确定病因并检查药物准备情况（缩宫素、麦角等），立即备血。在经过补液治疗无改善则进一步处理，有血液应立即使用，危及生命时先输入"O"型 Rh 阴性血液，PT/APTT >1.5 倍正常值，输入冰冻血浆，有的建议每输入 6 U 血液需输入冰冻血浆 1 L，当纤维蛋白原<1 g，输入血浆冷沉淀物，血小板<50×10⁹/L，输入血小板悬液。

4.M（massage uterus）

按摩子宫。让产妇躺在产床或手术台上，一手置于阴道前穹窿，另一手放于耻骨联合之上一起加压，按摩子宫。

5.O（oxytocin inftlsion）

使用缩宫素及前列腺素（经静脉、盲肠、肌肉或直接子宫肌壁）。剂量与方法：①缩宫素 5~10 U 静脉缓推。②麦角新碱 0.4 mg 静脉缓推。③缩宫素（10~20 ）U+500 mL 液体，125 mL/h 静脉滴注。④卡前列素氨丁三醇（PGF2α）250μg 肌内注射，15~90 分钟可重复使用，总量不超过 2 mg。

6.S（shift to operating room）

将产妇转入手术室，排除胎盘等组织残留及产道的撕裂伤。可继续双手按摩子宫。

7.T（tamponade）

填塞止血。可考虑使用用于胃底静脉出血时的气囊填塞，在条件不具备的地区可使用自制避孕套水囊填塞。纱布填塞也可使用，但失败率在 50%左右。在使用缩宫剂治疗无效的情况下，应立即考虑进行填塞试验，以确定是否需要手术干预。使用方法：消毒暴露宫颈后将无菌的单腔气囊放入宫腔，这时静脉持续滴入缩宫素，缓慢注入热的生理盐水可达 300～400 mL，观察宫颈及引流管没有鲜血继续流出时停止注入。如有效为填塞试验阳性，保守治疗成功的希望有 87%，可持续滴入缩宫素，置保留尿管监测生命征、出血量及尿量。6 小时后如无继续出血可先放出生理盐水，但不取出气囊观察 30 分钟，如无出血可取出气囊停用缩宫素。如再次出血可考虑重新注入生理盐水填塞。常规使用抗生素 3 天。

8.A（apply compression sutures）

实施压迫子宫的缝合。填塞试验阴性，应考虑开腹进行手术止血。最常用的是 B-Lynch 缝合，探查宫腔，清除积血，搬出子宫，用手加压子宫体以估计缝合成功的机会；用 0 号合成缝线自子宫切口右侧 3 cm 的下缘 3 cm 处进针，经宫腔自切口上缘侧方距 4 cm 出针，拉紧肠线至宫底绕到子宫后壁，于前壁相当部位进针至宫腔，自右侧水平向左侧相应部位穿出至子宫后壁，肠线紧贴宫体表面绕过宫底到子宫前壁下段切口上 3 cm 处进针，通过宫腔在切口左下缘与右侧进针处同一水平出针，拉紧可吸收线，切口下缘左右侧两线端打结，再加压宫体，检查子宫止血情况，缝合子宫切口。

9.S（systematic pelvic devascularization）

系统性地结扎盆腔血管。如果子宫压迫缝合失败，可试行供应子宫血管的结扎，包括双侧子宫动脉，接下来是双侧卵巢韧带远端的输卵管分支。子宫动脉可在打开膀胱腹膜反折下推膀胱后直接结扎，在距子宫侧缘 2 cm 处进针穿入子宫肌层，从阔韧带无血管区出针，缝扎打结。对侧同法处理。如果出血仍持续，可考虑结扎双侧卵巢动脉的输卵管分支。如果仍无效，可进一步结扎髂内动脉，这需要手术医师有熟练的技巧并熟悉盆腔的解剖结构。在子宫切除术中常规辨别髂内血管和输尿管可增强产科医师在急诊时处理的信心。双侧髂内动脉结扎后，远端动脉血管的脉压降低高达 85%，结扎远端的血流供应减少约 50%，这一方法的成功率为40%～75%，对避免子宫切除有很高的价值。可能的并发症有盆侧壁血肿、输尿管损伤、髂静脉撕裂伤、误扎髂外动脉等。

10.I（intervention radiologist）

放射医师干预，如出血继续，有条件的可行子宫动脉栓塞术。

11.S（subtotal or total abdominal hysterectomy）

子宫次全或全切术。选择全切或次全切要看出血的情况，如果出血主要在子宫下段（如前置胎盘），应考虑行子宫全切术。如果子宫收缩乏力则子宫次全切除术更合适。次全切的并发症发病率和死亡率均较低而且时间较短。子宫切除术是处理子宫收缩乏力及胎盘植入的最后手段，但如果患者的血流动力学不稳定或出血量大用药物和其他手术措施根本无法控制的情况下应及早施行。

第五章　产后盆底康复

第一节　产后盆腔器官脱垂的诊断与康复

盆腔器官脱垂（pelvic organ prolapse，POP）属于盆底功能障碍性疾病（pelvic floor disease，PFD），是因盆底支持组织（如肌肉和筋膜）薄弱造成的盆腔器官下降，进而引发器官位置及功能异常，主要症状为阴道口组织物脱出，可伴有排尿、排便、疼痛和性功能障碍等，不同程度地影响着患者的生活质量。产后盆腔器官脱垂（PPOP）是指在产褥期或产后1年内发生的盆腔器官脱垂。

一、病因

女性盆底是由封闭骨盆出口的多层肌肉和筋膜组成的，有尿道、阴道和直肠贯穿其中。盆底支持系统包括盆底肌和由筋膜及韧带组成的结缔组织，它们承托并维持子宫、膀胱和直肠等盆腔脏器在正常位置。盆底肌是预防盆底功能障碍性疾病发生的第一道防线，盆底结缔组织是预防盆底功能障碍性疾病发生的第二道防线。

妊娠期胎盘分泌大量雌激素、孕激素及松弛素改变了盆底结缔组织的胶原代谢，造成盆底支持组织松弛。同时，孕期人体重力轴线前移，使腹腔压力和盆腔脏器的重力指向由骶骨转为盆底肌，孕晚期增大的子宫对盆底支持组织持续牵拉造成损伤。在分娩过程中羊水扩张、胎头下降，阴道壁的膨胀性增加，这些改变使产道在分娩过程中易于进一步扩张，但宫颈环受到的合力增大，作用于生殖裂孔，使盆腔器官下移。特别是经阴道手术助产或第二产程延长者，受胎头挤压，盆底肌及盆底结缔组织等均过度伸展甚至撕裂、张力降低。妊娠、分娩及剖宫产时的手术操作、肛提肌及阴部神经的机械性损伤，可能造成神经组织损伤、血管营养障碍等，导致盆底肌肌力异常、支持功能减弱。同时，产褥期过早地参加重体力劳动、休息不佳等也会影响盆底组织的恢复。此外，具有多胎、多产、胎儿过大、肥胖、长期便秘及慢性咳嗽等高危因素者，盆底支持组织的受损机会相应增加，导致盆腔脏器下移及脱垂发生的可能性增加。

二、临床表现

（一）症状

产后盆腔器官脱垂患者以轻症居多，重者少见。盆腔器官脱垂常见的特征性症状是患者能看到或者感到阴道口脱出物，伴或不伴有腰酸、下坠感，久站、久蹲、负重或劳累后明显，卧床休息后减轻，严重时脱出的器官不能回纳。阴道前壁膨出严重者可有排尿困难、活动后漏尿、尿不尽感等，有时需将阴道前壁向上抬起方能排尿。阴道后壁膨出者可有便秘、排便费力、大便不尽感等，有时需用手指推压膨出的阴道后壁方能排出粪便。盆腔脏器脱垂常为多部位同时存在，盆底肌及结缔组织被牵拉、压迫，可能造成盆底肌、筋膜的疼痛，也可伴有尿频、尿痛、肛门坠胀、便意频繁等不适症状。脱出物明显时还可能伴有分泌物增多、摩擦感及黏膜破溃、出血等。

（二）体征

阴道前后壁膨出时，轻者阴道口闭合好，仅在憋气用力时阴道口可见脱出的阴道壁；严重者阴道口开放，阴道松弛伴腔隙大，可容3指及以上，憋气用力时在阴道口可见阴道壁呈球状向阴道口膨出，阴道黏膜失去了正常的厚度和皱襞，触之柔软，平卧时缩小，平躺后可自行回纳，严重时需用手将其回纳。阴道后壁膨出时，多伴有会阴裂伤，肛门指诊时可触及向阴道内凸出的直肠。子宫脱垂时，在阴道口可见子宫颈、宫体完全或部分脱出于阴道口外，常伴有阴道前后壁膨出、宫颈肥大及宫颈的延长。此外，阴道指检可能伴有盆底肌和盆壁筋膜的增厚伴压痛。

三、临床分类及分度

（一）临床分类

产后盆腔器官脱垂（PPOP）根据不同的发生部位分为子宫脱垂、阴道前壁膨出和阴道后壁膨出，通常多部位脱垂同时存在。

1.子宫脱垂（uterine prolapse）

子宫脱垂是指子宫从正常位置沿阴道下降，宫颈外口达坐骨棘水平以下，甚至子宫部分或全部脱出于阴道口以外，常合并阴道前壁和/或后壁膨出。阴道前后壁与膀胱、直肠相邻，因此子宫脱垂还可同时伴有膀胱尿道和直肠膨出。

2.阴道前壁脱垂

常伴有膀胱膨出和尿道膨出，以膀胱膨出者居多。

3.阴道后壁膨出

也称直肠膨出，可单独存在，也常合并阴道前壁膨出。

4.膀胱脱垂

阴道内 2/3 膀胱区域下降并突入阴道前壁内。患者可有排尿不畅，需要推压阴道协助排尿，因排尿不畅可导致尿潴留、反复尿路感染。

（二）临床分度

1.阴道前后壁脱垂传统分度

Ⅰ度（轻度）：

阴道壁形呈球状物，向下突出达处女膜缘，但仍在阴道内。

Ⅱ度（中度）：

阴道壁展平或消失，部分阴道前壁脱出于阴道口外。

Ⅲ度（重度）：

阴道壁完全突出至阴道口外。

2.子宫脱垂临床分度

Ⅰ度轻型：

宫颈外口低于坐骨棘水平，距离处女膜缘＜4 cm，未达到处女膜缘。

Ⅰ度重型：

宫颈外口已达处女膜缘，阴道口可见宫颈。

Ⅱ度轻型：

宫颈外口脱出阴道口，宫体仍在阴道内。

Ⅱ度重型：

宫颈及部分宫体脱出于阴道口。

Ⅲ度：

宫颈与宫体全部脱出于阴道口外。

（三）盆腔器官脱垂定量分度法

患者处于最大脱垂状态进行 POP-Q 评分。对 6 个测量点及 3 条径线进行测量，根据测量的结果确定盆腔器官脱垂程度。

产后 42 天检查的女性应常规进行 POP-Q 评价，并记录以上各测量值，客观地反映盆腔器官脱垂变化的各个部位的具体数值，判断其有无产后盆腔器官脱垂。存在产后盆腔器官脱垂者，应注意询问其有无泌尿系统以及肠道症状等，这样能更精确地评价盆腔器官的功能，为后续制定盆底康复治疗方案提供依据。

（四）问卷调查

盆腔器官脱垂导致的盆底功能障碍是一组疾病症状群，其严重程度与解剖学改变不完全呈正相关关系。建议应用经中文验证过的国际标准化问卷，如盆底功能影响问卷简表（pelvic floor impact questionnaire-short form 7，PFIQ-7）、盆腔器官脱垂及尿失禁性生活问卷（pelvic organ prolapse-urinary incontinence sexual questionnaire，PISQ-12）了解症状的严重程度及其对生活质量的影响，并可作为选择治疗方式和评价治疗效果的重要依据、指标。上述问卷以近 3 个月的症状调查为主，产后盆腔器官脱垂患者病程较短、轻症居多，且随着时间的推移自觉症状大多能自行消失，因此填写问卷调查时不易把握。

四、诊断

通过询问临床症状和临床检查即可获得产后盆腔器官脱垂的诊断。

（一）临床症状

产后盆腔器官脱垂伴有临床症状是医师界定患者是否需要进行治疗干预的重要依据。

通过询问病史，全面了解患者的临床症状，特别是注意询问有无泌尿系统以及肠道症状、性生活状况及疼痛情况等，必要时结合相应的调查问卷，这样有助于更全面了解、评估有无盆底功能障碍性疾病。

（二）体格检查

体格检查包括全身检查、专科检查和神经肌肉检查。专科检查时患者取膀胱截石位，观察患者放松状态下以及屏气用力状态下的最大脱垂情况，同时注意外阴形态和有无阴道黏膜溃疡。如果患者提示脱垂不能达到最大程度，可取站立位检查。使用双叶窥具进行顶端支持的评估，使用单叶窥具进行阴道前后壁脱垂的评估，并注意有无子宫颈延长。检查结果使用盆腔器官脱垂定量（pelvic organ prolapse quantitation，POP-Q）分度法记录。判定盆底肌的基础张力和自主收缩力，包括肌肉收缩的强度、时程和对称性，可以参考盆底肌肌力牛津分级系统判定。神经系统检查主要包括会阴部感觉以及球海绵体肌反射、肛门反射等。

（三）辅助检查

盆底超声和盆底 MRI 检查有助于诊断和治疗方式的选择，而功能检查需要结合患者的实际情况进行选择。例如，合并压力性尿失禁症状者，可进行尿垫试验、尿流率或尿动力学检测等；合并膀胱过度活跃者，可进行排尿日记、泌尿系统超声、残余尿测定等。

五、治疗

《盆腔脏器脱垂的中国诊治指南（2020）》建议，POP 的处理可分为随访观察、非手术治疗和手术治疗，需要综合考虑患者意愿、脱垂部位及其程度、对生命质量的影响、合并症（包括认知和躯体障碍）、年龄、是否有生育要求、既往腹部及盆腔手术史、所选方案的受益及风险等因素。治疗前应该充分与患者沟通，确定治疗目标，共同决策。

（一）随访观察

证据提示，如果 POP 不做任何处理并随诊 2 年，仅有 10%～20%患者的 POP-Q 分度加重。因此，在随访观察过程中，POP 可能加重也可能缓解。无自觉症状的轻度（POP-Q Ⅰ～Ⅱ度，尤其是脱垂最低点位于处女膜之上）POP 患者，可以随访观察。对于可以耐受症状且不愿意接受治疗的患者，特别是 POP-Q Ⅲ～Ⅳ度的患者，必须定期随访监测疾病进展情况，尤其是排尿、排便功能障碍，特别应注意泌尿系统梗阻问题。

（二）非手术治疗

非手术治疗对于所有的 POP 患者均应作为一线治疗方法首先推荐。非手术治疗的目标为缓解症状、避免或延缓手术干预。目前，非手术治疗方法包括生活方式干预、应用子宫托和盆底肌肉功能锻炼（pelvic floor muscle training，PFMT）。

1.生活方式干预

对于所有诊断为 POP 的患者，均应积极进行行为指导，包括减重、戒烟、减少使盆底压力增加的活动、治疗便秘和咳嗽等。

2.子宫托适应证

（1）患者不愿意手术治疗或者全身状况不能耐受手术治疗。

（2）妊娠期及未完成生育者。

（3）POP 术后复发或者症状缓解不满意者。

（4）POP 术前试验性治疗。

3.子宫托应用的禁忌证

（1）急性盆腔炎症性疾病、阴道炎。

（2）严重的阴道溃疡和阴道异物。

（3）对子宫托材料过敏。

（4）不能确保随访的患者。

应用子宫托者，一定要严密定期随访、规律取戴，以防发生严重的并发症。研究表明，选择长期佩戴子宫托者多为 65 岁以上或者有严重内科合并症不能手术的患者，而年轻患者更倾向于手术治疗。

PFMT 方法简单，方便易行，可以加强薄弱的盆底肌肉的力量和协调性，增强盆底支持力，改善盆底功能。必要时可辅助电刺激、生物反馈或磁刺激等方法。症状性 Ⅰ～Ⅲ度 POP 患者，在专业人员指导下 PFMT 能有效减轻患者的症状。荟萃分析表明，PFMT 能改善轻度 POP 患者的症状及严重程度，降低分度，延缓疾病进展。此外，PFMT 也可用于手术前后的辅助治疗。

PFMT 又称凯格尔运动、提肛运动，是最简单易行的盆底康复方法。它可以加强薄弱的盆底肌力量，增强盆底支持力，可预防并改善轻中度脱垂及阻止盆底功能障碍性疾病的进一步加重，但是对脱垂超出处女膜缘水平以外的盆底功能障碍性疾病的有效率较低。

凯格尔运动的具体方法：指导患者自主进行收缩肛门及阴道的动作，每次收缩 3 秒后放松，以后可逐渐增加 5～10 秒，连续 20 次，每日进行 2～3 组，逐渐增加到 25 次为 1 组，4～6 周为 1 个疗程。收缩肛门同时减少腹肌及大腿肌肉的收缩。临床观察中，几乎有一半的患者不能正确地收缩盆底肌群，而是错误地使用腹部肌肉和臀大肌，这样不仅不会起到治疗作用，反而会加重病情。因此单纯的盆底训练在国外已很少应用，推荐获得正确的提肛运动指导后再进行锻炼。

4.低频电刺激治疗

低频电刺激是一种被动盆底康复方法，通过电刺激唤起肌肉本体感受器，盆底肌肉群被动收缩，继而提高盆底肌力量，增加盆底支持力。通过在皮肤表面、阴道和直肠放置电极，电刺激治疗每日 1～2 次，持续数周后观察，电刺激的近期有效率可达 50%～80%，但停止治疗后会出现肌力的减退。多项临床试验表明，电刺激联合生物反馈疗法优于单纯的生物反馈疗法，有助于疗效的提高和维持。电刺激无绝对禁忌证，其治疗的相对禁忌证有重度盆腔器官脱垂、泌尿生殖道炎症、阴道出血、盆底手术后 3 个月内、癫痫或痴呆等神经系统疾病、恶性肿瘤、盆腔巨大包块、手术瘢痕裂开及安装心脏起搏器等，妊娠期女性也不建议进行此项治疗。

5.生物反馈治疗

生物反馈治疗通过肌电图、压力曲线或其他形式把肌肉活动的信息转化成听觉和视觉信号反馈给患者，指导患者进行正确的盆底肌训练，并形成条件反射。生物反馈治疗包括肌肉生物反馈、膀胱生物反馈、A3 反射、场景反射。生物反馈有助于提高盆底肌力量，增加盆底支持力，现应用于多种盆底功能障碍性疾病的康复治疗。盆底生物反馈治疗仪从初级的阴道压力计、阴道康复器到生物反馈仪。

（1）阴道压力计

由 Arnold Kegel 于 20 世纪 50 年代发明，该装置通过放置于阴道内的气囊治疗探头，将盆底肌收缩时阴道内压力变化显示在与它相连的压力计上，反馈给患者。观察显示其疗效优于单独的盆底肌训练。

（2）阴道康复器

又称阴道哑铃，属初级生物反馈治疗仪，可在家自行训练，具有简单、安全、易行、无副作用的特点。目前临床使用的阴道哑铃是由 3～5 个带金属内芯的塑料球囊组成，球囊的形状和体积相同，重量不等（20～70 g），或重量相同而体积不等。训练初期患者呈仰卧位，将最轻或直径最大的哑铃放入阴道，将其置于盆底肌上，一手握住哑铃的牵引线，进行提肛运动。正确的锻炼会让患者感受到盆底肌对哑铃的抓握、牵引线的被拉伸感。推荐锻炼方案为每次 10～15 分钟，每日 1 次。掌握正确的锻炼方法后可在直立位行走时在阴道内保留哑铃 1 分钟，以后逐步延长保留时间。当保留时间超过 10 分钟，在咳嗽、大笑、跑步等情况下仍不脱出后，逐渐转换到较重或直径较小的哑铃。适用人群为肌力在 2 级以上而无法在医院做康复治疗者，阴道哑铃适合在盆底康复治疗结束后进行维持性锻炼。

（3）生物反馈仪

直接通过阴道内放置压力探头或肌电探头，前者直接测定盆底肌的收缩强度和持续时间，后者测定盆底肌和腹肌收缩时的电活动，再以图形的形式展示出来，指导患者进行正确的盆底康复训练。生物反馈仪能让患者明确锻炼时是否使用了腹部肌肉和臀大肌，这有助于患者更快地掌握正确的收缩盆底肌群的方法，迅速提高疗效。当前电刺激结合生物反馈仪是起效最快、疗效最好的治疗方法，并已被广泛应用到盆底功能障碍性疾病的治疗中。

6.磁刺激治疗

磁刺激是根据法拉第电磁感应原理，利用一个磁线圈输出高达 4.0 T 的低频脉冲磁场，在人体内部诱发感应电流，使体内可兴奋组织产生兴奋的治疗方法。磁刺激可达盆腔深部神经肌肉组织，强度无衰减，可促进盆底功能康复。文献报道其作用机制与改变骨盆底肌群的活动，通过反复地活化终端的运动神经纤维和运动终板来强化盆底肌肉的强度和耐力有关，激活盆底神经、促进神经生长，此外磁力线圈也可置于骶部，调节骶神经。目前有关盆底磁刺激对盆底功能障碍性疾病的疗效研究较少。磁刺激的优点是起效较快、非侵入性，坐位即可接受治疗，过程简单舒适，患者更易于接受；缺点是治疗以被动治疗为主，缺乏盆底肌主动锻炼。因此，盆底磁刺激应与 PFMT、电刺激、生物反馈等相结合治疗盆底功能障碍性疾病。

7.盆底康复治疗

盆底康复治疗是采用 PFMT、电刺激、磁刺激和生物反馈，联合应用能有效提高女性盆底肌收缩力及增强盆底肌的张力支持功能，改善盆腔血液循环，促进盆底支持组织的机构和功能的恢复及维持。

（1）康复治疗方案

治疗前应进行详细的检查和评估，检查患者是否合并其他如下尿路、排便、性功能、盆腔疼痛等症状，评估盆底肌功能（如盆底肌类型、Ⅰ型肌肌力情况、Ⅱ型肌肌力情况）等，最后根据不同情况制定不同的治疗方案。

因此，产后盆底康复是无法统一治疗标准和固定训练模式的，必须遵循个体化治疗原则，针对每个患者的自身情况及康复治疗效果进行及时调整，制定个体化的训练模式和方案。

盆底康复治疗的总体原则：有疼痛，先镇痛，再提升肌力；先训练Ⅰ型肌纤维，提高综合肌力；在Ⅰ型肌纤维肌力达到 3 级以上才开始进行针对Ⅱ型肌纤维的训练；整体肌肉功能增强（Ⅰ型肌纤维+Ⅱ型肌纤维）；随意控制能力的训练及 A3 反射训练；场景反射（条件反射）训练；腹部与盆底肌肉收缩协调性训练。

（2）盆底肌训练的基本原则

需兼顾五个方面。①强度：肌肉收缩可以产生的最大张力；②速率：最大张力和达到最大张力所需时间之比；③持续时间：肌肉收缩可以持续或重复的时间长度；④重复性：可以反复收缩达到一定张力的次数；⑤疲劳度：维持肌肉收缩达到要求或预期张力产生的疲劳。Ⅰ型肌纤维训练主要针对强度、持续时间和重复性这三个方面；Ⅱ型肌纤维训练主要针对强度、速率和疲劳度这三个方面。

（3）盆底肌康复训练方法

1）为唤醒和增强盆底肌肉收缩，采用的电刺激频率、脉冲、强度等都应个体化。特别是对于感觉不到肌肉收缩或只有微弱收缩的产妇，应多运用功能性电刺激（functional electrical stimulation，FES）以唤醒本体感觉。

2）强化盆底肌肉收缩，应区分不同纤维类型，康复原则是先Ⅰ型肌纤维，后Ⅱ型肌纤维。

3）Ⅰ型肌纤维强化训练需兼顾强度和收缩持续时间，其强化锻炼模式以50%左右的最大自主收缩强度收缩，尽可能维持更长时间，休息时间与收缩时间相等。每次锻炼总时长为10分钟。

4）当Ⅰ型肌纤维收缩持续时间达到10秒，可以进行Ⅱ型肌纤维强化训练。Ⅱ型肌纤维强化训练时需兼顾强度和速率，单次收缩后休息2秒，每次锻炼总时长为5分钟。

5）Ⅰ型肌纤维和Ⅱ型肌纤维强化训练后可以训练协调性收缩。训练模式为在Ⅰ型肌纤维持续收缩的基础上进行Ⅱ型肌纤维的快速收缩，分卧位、坐位、蹲位等不同体位进行。正常情况下，腹压增高时，子宫、阴道上段、尿道、直肠被压向下后方，肛提肌的拉紧和上提归功于肌肉的不自主收缩。

6）对于脏器脱垂同时合并存在压力性尿失禁的产妇，反射性收缩要训练产妇在咳嗽、提重物、大笑等原因诱发的腹内压增高前和增高过程中有意识地主动进行Ⅱ型肌纤维收缩，增大尿道闭合压，避免漏尿。

7）电刺激强度选择以患者可以耐受且不感觉疼痛的上限为最佳。在患者对电刺激不敏感时，不能盲目增大刺激强度，而应辅以增大脉冲指数。由于电刺激本身存在耐受过程，在康复过程中常常需上调电刺激参数以达到最好的效果，临床上常以每次1%～5%的幅度增加刺激强度。

8）应该调整产妇至最舒适的体位进行康复治疗，康复初期产妇常于仰卧位（上半身抬起约 30°～60°）进行锻炼，这种模式下收缩无须对抗重力。

9）治疗师应对产妇进行耐心的指导、充分的鼓励，不应限定康复次数或模式，避免产妇出现急躁或沮丧心理，提高产妇康复治疗的依从性。

（三）手术治疗

当非手术治疗效果不佳，中重度 POP 严重影响患者的生活质量，伴有下尿路症状如尿失禁、肛门—直肠功能障碍等盆底功能障碍性疾病需行盆底重建者，可考虑手术治疗。如针对中盆腔缺陷的重建手术如骶骨固定术、骶棘韧带固定术、宫骶韧带悬吊术、经阴道置入网片的手术（这些术式也适合于保留子宫的患者）及 Manchester 手术等；前盆腔缺陷的重建手术可行传统的阴道前壁修补术和阴道旁修补术；后盆腔缺陷的重建手术分为传统的筋膜折叠术和特异部位修补术，也有置入合成网片手术以及会阴体修补术。

六、治疗效果评估

1.治愈 POP 特异性症状和非特异性症状消失、POP-Q 0 级、肌力 4～5 级。

2.缓解 POP 特异性症状和非特异性症状缓解、POP-Q 降级、肌力有提升。

3.无效 POP 特异性症状和非特异性症状未缓解或加重、POP-Q 无改善或升级、肌力无提升。

七、预防

控制体重、避免长期便秘、治疗慢性咳嗽、避免提举重物和高强度运动等增加盆底压力的动作，建议戒烟和不摄入咖啡类刺激物等。孕期合理控制体重，孕中晚期主动进行盆底肌锻炼、产时避免严重盆底损伤，产后及时进行盆底功能筛查和盆底康复锻炼可预防和减少产后 POP 的发生。

第二节　产后排尿功能障碍的诊断与康复

一、产后尿潴留

产后尿潴留是指产妇经阴道分娩后 6 小时或剖宫产术后拔除导尿管 6 小时后不能自主排尿，或自行排尿后经超声检查或导尿膀胱残余尿量（post-void residual volume，PVRV）＞50 mL。但对于膀胱残余尿量标准不完全统一，国外也有文献定义为＞150 mL。产后尿潴留是产后常见的并发症，若不及时处理，近期可造成产褥期排尿功能障碍、泌尿系统感染、膀胱破裂、肾积水、子宫复旧不良、阴道出血增多，远期可能影响膀胱功能。由于排尿困难会给产妇带来巨大的痛苦，影响产妇产后恢复和心理健康。

（一）病因

排尿活动包括储尿和排尿两个阶段，尿潴留是排尿阶段的异常。当尿液储存到一定程度时，排尿反射开始，由两个相联系的反射活动所组成：①副交感神经兴奋，交感神经被抑制，刺激逼尿肌收缩增加膀胱内压，尿道内括约肌松弛，尿道内压减小，尿液被压入后尿道；②尿道内感受器被刺激，减少阴部神经的紧张性传出冲动而使尿道外括约肌松弛，促使排尿。同时耻骨尾骨肌放松，提肌板和肛门纵肌向后向下牵拉使尿道松弛，尿液排出。正常女性尿控机制是由膀胱、尿道、盆底肌群、结缔组织和神经系统之间相互作用、相互协调完成的，其中任何环节的异常都会影响整个系统的功能状态。产后尿潴留的病因是多方面的，可能源于膀胱、尿道、逼尿肌—括约肌协调失调、盆底肌损伤或者心理因素等，常是多种因素相互作用的结果。

（二）神经系统损伤

产程延长、分娩中器械（包括胎头吸引器、产钳）助产、会阴侧切、胎先露对膀胱颈和盆底的长时间压迫，使盆底神经拉伸，进而使阴部及盆神经受损，损害正常排尿反射在盆神经的传入途径，造成自主排尿反射障碍；硬膜外麻醉和其他形式的区域麻醉阻断神经信号的输入，可引起传入脊髓和脑桥排尿中枢的信号发生暂时中断，并抑制感官刺激，影响了正常的排尿反射机制，进而降低膀胱的收缩能力，可能导致膀胱过度扩张。

（三）盆底肌损伤

产程延长、分娩中器械助产、会阴侧切、胎先露长时间的压迫，使盆底神经拉伸，同样可以造成盆底肌的损伤，使尿道开放功能障碍；分娩后腹壁松弛、腹压下降，膀胱张力差，膀胱壁的牵张感受器敏感性下降，对膀胱内压反应不敏感，逼尿肌—括约肌协调失调，造成自主排尿反射障碍。

（四）尿道因素

胎先露长时间压迫膀胱和尿道，使膀胱三角区、尿道黏膜充血、水肿，会阴部肿胀，排尿出口狭窄、梗阻，造成排尿困难。

（五）主观因素

产妇由于害怕疼痛、精神紧张、不习惯卧床排尿等原因，未能主动及时排尿，膀胱过度充盈，造成膀胱压过高，膀胱壁血液循环障碍，可导致膀胱壁内神经受体退行性变化，逼尿肌纤维撕裂、变性，逼尿肌无力，造成排尿困难。

研究发现，产钳助产（OR=19.146）、胎头吸引（OR=5.190）、无痛分娩（OR=2.540）、手转胎头（OR=2.154）、年龄（OR=1.105）是影响尿潴留的独立危险因素，进一步通过 ROC 曲线分析发现，可以通过产程时间预测产后尿潴留的发生，分析显示可能发生产后尿潴留的第一产程临界值时间为 505 分钟，判断发生产后尿潴留的特异性为 59.4%，敏感度为 52.4%；第二产程临界值时间为 65.5 分钟，判断发生产后尿潴留的特异性高达 90.9%，但敏感度较低仅为 29.6%。

（六）临床表现

产后尿潴留从临床表现上可以分为两种类型。

1.显性尿潴留

表现为产妇经阴道分娩后 6 小时或剖宫产术后拔除导尿管 6 小时后，膀胱内充满尿液不能排出，有下腹胀痛，有时部分尿液从尿道溢出，但不能缓解下腹部疼痛，耻骨上可触及膨胀的膀胱，按压后有强烈尿意，B 超检查膀胱充盈。

2.隐性尿潴留

常无明显临床症状，表现为产后能自行排尿，有时排尿不畅、尿频，有尿不尽感，排尿后经超声检查或导尿 PVRV＞50 mL。

（七）辅助检查

1.B 超检查

B 超是常用的重要的辅助检查方法，具有无创性、方便性等优点，能较准确地测量膀胱容量，反映膀胱充盈程度或残余尿量。B 超估算的膀胱容量往往较实际膀胱容量少 10%～20%。通过 B 超还能检查膀胱内是否存在膀胱结石和肿瘤，有助于明确引起尿潴留的原因。

2.导尿

经尿道导尿是一种常用的膀胱排空方式，并能准确测量膀胱内尿量或残余尿量，也是治疗尿潴留的一种方法。但其作为侵入性方法，会增加患者的痛苦及感染风险。

（八）康复治疗

产后尿潴留治疗的关键是快速恢复膀胱的正常功能。临床上常用的治疗方法有诱导排尿、热敷法、膀胱按摩、药物治疗、针灸治疗及脉冲治疗、导尿术干预等。

1.诱导排尿

给产妇听流水音有利于反射性缓解排尿抑制，诱导排尿反射，促进排尿。

2.热敷法

将热水袋、热毛巾、暖宫帖放于产妇下腹部膀胱区，借助热力作用改善局部血液循环，增强组织代谢，使得松弛的腹肌收缩，使腹压升高，温水冲洗外阴有利于改善尿道括约肌痉挛以促进产妇排尿。

3.膀胱按摩

轻轻按摩膀胱充盈处，使产妇产生尿意而引起排尿。

4.药物治疗

新斯的明作为抗胆碱酯酶药物，对膀胱逼尿肌有强烈的兴奋作用，能增加膀胱逼尿肌的张力，促进排尿。开塞露利用排便促使排尿的神经反射原理，使逼尿肌收缩、内括约肌松弛而促进排尿。

5.针灸治疗

针灸治疗在尿潴留的治疗上有独特的疗效,当膀胱排尿功能出现障碍时,针刺可增强膀胱逼尿肌的收缩力,提高膀胱的排空能力,从而改善膀胱的排尿功能。中极、关元、水道、气海、阴陵泉、足三里、三阴交、膀胱俞等皆为中医治疗尿潴留之要穴。

6.脉冲治疗

脉冲治疗是一种利用低频率、低电压、小电流的脉冲来治疗疾病的方法,已广泛运用于尿潴留的治疗中。脉冲治疗的原理:①对盆底肌的低频刺激,能使盆底肌和筋膜产生规律运动,从而带动膀胱壁肌肉的节律性运动,缓解盆底肌筋膜的紧张度,进而有效缓解尿道括约肌痉挛症状;②低频脉冲电流刺激皮肤感受器后释放少量乙酰胆碱及组胺,加速细胞膜内外离子转运,引起血管扩张,改善局部组织营养及血液循环,使膀胱黏膜的充血情况得到改善而顺利排尿;③通过电刺激恢复骶神经传导,活跃逼尿肌纤维,启动排尿收缩反射,达到自行排尿的目的。

具体治疗方案:使用神经肌肉刺激治疗仪,产妇取平卧位,将两枚直径 5 cm 圆形中性电极片贴于皮肤表面,其中第一枚电极片放置于下腹部正中耻骨联合上方 1 cm 皮肤处,将第二枚电极片放置于腰部骶 2、骶 3 水平皮肤处。将电极片导线的另一端连接在仪器输出端口,选择治疗仪中的尿潴留治疗程序(频率 35Hz,脉宽 200 μs);根据患者自身敏感度及承受情况逐渐调节电流强度至患者有麻刺感即可,每次治疗时间为 20 分钟,每日 2 次。患者在电刺激的过程中应同时自主收缩盆底肌。

7.导尿术干预

若经过前述方案处理效果不佳,可采取导尿术干预,尤其是急性尿潴留患者。在导尿时应注意缓慢放尿,第 1 次导尿量应控制在 300 mL 以内,每隔 15 分钟需要夹毕导尿管,避免膀胱内压急剧下降,待尿液排尽后再继续保留尿管 1 天,留置尿管期间进行膀胱功能锻炼,也可以联合脉冲治疗促进膀胱功能恢复,鼓励产妇多饮水,根据尿意确定放尿时间,待产妇膀胱功能恢复后则将尿管拔除。

吴涛等研究了应用低频脉冲电刺激对产后尿潴留的治疗效果。选择阴道分娩后6~12小时发生尿潴留，经膀胱按摩、诱导排尿、热敷及肌注新斯的明等方法治疗无效的186例患者进行研究，100例给予常规开放式导尿及物理治疗，设为对照组，86例给予开放式导尿及低频脉冲电刺激，设为实验组。48小时撤除开放式导尿管后，实验组/对照组残余尿量〔（76.5±143.5）mL/（174.0±230.1）mL，P=0.001〕、实验组/对照组残余尿量＞100mL人数（11.6%/35%，P=0.002）、实验组/对照组顽固性产后尿潴留人数（6.9%/24%，P=0.002）及实验组/对照组住院天数〔（4.86±1.46）天/（5.86±3.18）天，P=0.006〕等几项指标，实验组均显著少于对照组，证实了低频脉冲电刺激对产后尿潴留的治疗效果优于其他物理治疗方法。

（九）治疗效果评估

1.治疗有效

治疗后能顺利排尿，自行排尿后经超声检查或导尿膀胱残余尿量＜100 mL。

2.治疗无效

治疗后仍无法自行排尿，或排尿不畅，有尿不尽感，自行排尿后经超声检查或导尿膀胱残余尿量＞100 mL。

（十）预防

1.加强围生期宣教和指导

从孕晚期开始对产妇进行分娩知识、产后保健知识的宣传教育，讲解分娩中有可能出现的情况，尤其是分娩后及时排尿的重要性和必要性，提高产妇的自我保健意识。

2.盆底肌训练

从孕中晚期开始，在医护人员的指导下进行盆底肌功能训练，增加盆底肌的收缩力与紧张度，改善盆底肌血液循环，促进盆底肌张力，维护自主排尿功能。

3.加强产时监护

严密地观察产程，避免产程过长，胎儿先露部压迫膀胱、尿道时间过久。

4.定时观察产后排尿

产后 4 小时内无论有无尿意，均应鼓励产妇及时自行排尿，缩短产后首次排尿时间。

5.选择合适的排尿体位

半蹲式排尿体位可借助腹压压迫膀胱壁，增强逼尿肌的敏感性，又可减轻会阴部肌肉的张力，减轻会阴切口的疼痛感，从而促进尿液排出。半蹲式排尿体位，即产妇站立，大小腿略屈曲，以舒适为宜，双脚分开同肩宽，上身前倾，角度不限，以产妇舒适为宜，双手支撑于大腿或支撑于前方物体（如板凳）上。

二、产后压力性尿失禁

产后压力性尿失禁指妊娠前无尿失禁，继发于妊娠和分娩后，在产后一年内发生，由于腹压突然增加导致的尿液不自主流出，但不是由于逼尿肌收缩压或者膀胱壁对尿液的张力压引起的。产后压力性尿失禁是产后尿失禁中最常见的类型，2010 年国内报道，初产妇产后压力性尿失禁的患病率产后 6 周为 6.9%，产后 6 个月为 5.0%。产后压力性尿失禁的特点是正常状态下无遗尿，而腹压突然增加时尿液自动流出。产后压力性尿失禁大多数为一过性，一般在产后几个月消失，症状严重者会持续存在，部分产后曾经有压力性尿失禁症状的患者经过 5～12 年可能发展为中度到重度尿失禁。

（一）病因

产后压力性尿失禁是多种因素相互作用的结果，主要病因在于妊娠和分娩导致的盆底支持结构损伤，尿道和膀胱颈部支持力量下降，尿道膀胱颈部下移，咳嗽、大笑等腹压突然增加时，腹腔内压力不能被平均地传递到膀胱和近端尿道，导致增加的膀胱内压力大于尿道内压力而漏尿。尿道有三种正常状态，即静息关闭、用力时关闭和排尿时开放，压力性尿失禁主要是因为腹压增加时用力关闭功能没能发挥作用而导致尿失禁的发生。在膀胱颈尿道用力关闭过程中三种定向肌力（耻骨尾骨肌、提肌板和肛门纵肌）非常明显，Ⅱ型肌纤维收缩，尿道和阴道末端被耻骨尾骨肌向前牵拉形成"吊床"，阴道上端和膀胱底部和直肠被提肌板的收缩向下向后牵拉并向下成角，肛门纵肌向下的力量直接对抗子宫骶骨韧带，如果"吊床"被破坏，盆底Ⅱ型肌纤维肌力下降会导致盆底整体功能失衡，近端尿道及膀胱颈闭合不良，尿道内压不能有效抵抗升高的腹压而漏尿。

1.妊娠因素

妊娠期不断增大的子宫、胎儿、羊水导致腹压增加，为保持身体平衡，人体重心前移而导致腹压直接对盆底肌产生慢性持续性机械压迫；妊娠期体内分泌高水平的雌激素、孕激素、松弛素，使骨盆韧带扩张、阴道松弛，以利于阴道分娩，但也会因为盆底支持结构减弱而使阴道前壁脱垂，膀胱活动度增加，尿道膀胱角度改变，尿道口闭合不全而导致压力性尿失禁。

2.分娩因素

大多数研究认为阴道分娩会加重产后压力性尿失禁的发生，而选择性剖宫产可能是其保护因素。阴道分娩对盆底组织既有肌源性损伤，又有神经源性损伤，分娩时胎儿先露部的持续性压迫造成盆底组织直接损伤及缺血—再灌注损伤，致使盆底肌和神经发生不同程度的缺血、变性、断裂、坏死、去神经损伤等病理改变，分娩过程中产钳助产、会阴撕裂和会阴侧切可直接损伤盆底肌和阴部神经，影响盆底神经传导功能，使盆底肌进一步退化及萎缩。选择性剖宫产减少了盆底肌、神经和筋膜的损伤性改变，所以相比阴道顺产和难产而言，选择性剖宫产的产妇压力性尿失禁的发生率较低，但选择性剖宫产并不能完全避免产后压力性尿失禁的发生。

3.其他

研究证实肥胖、多次分娩、巨大儿是产后压力性尿失禁的高危因素。

（二）临床表现

临床表现为咳嗽、喷嚏、大笑、突然起立、下蹲等腹压增加时不自主漏尿，起初为几滴，严重时尿液从尿道外口喷出。大部分压力性尿失禁患者伴随阴道前壁膨出和尿道口下移。

（三）诊断

产后压力性尿失禁的诊断和分度主要依据主观症状和客观检查。

1.主观检查

（1）病史

详细询问患者病史，应以患者尿失禁发病的时间、引发尿失禁的原因、尿失禁的症状作为诊断依据。根据患者妊娠前无尿失禁，产后一年内咳嗽、喷嚏、大笑、体位改变时不自主漏尿的主观症状初步诊断。

（2）排尿日记

连续记录 72 小时排尿情况，包括每天饮水时间、饮水量、排尿时间、尿量、尿失禁时间和伴随症状等。

（3）国际尿失禁咨询委员会尿失禁问卷简表（ICI-Q-SF）

用于调查尿失禁的发生率和尿失禁对患者的影响程度。

（4）查体

包括与尿失禁相关及可能影响下尿路功能的全身疾病的检查，如心功能不全、肺部疾病、腹部肥胖等；专科检查应行 POP-Q 检查，了解有无盆腔器官脱垂及程度，通过手诊了解子宫位置、大小，有无盆腔包块，盆底肌肌力情况、盆底肌疼痛情况；神经系统检查包括会阴感觉、球海绵体肌反射、肛门括约肌肌力检查。如果反射明显减弱或者肛门括约肌张力减弱，提示盆腔神经损伤。

2.客观检查

（1）压力试验

应选择患者膀胱充盈时进行压力试验，患者取截石位，检查者用拇指、示指分开患者的小阴唇，显露尿道口。嘱患者做短暂、快速增加腹压的动作，如用力咳嗽、短暂 Valsalva动作等，观察尿道口有无漏尿，以上增加腹压的动作可反复进行多次，如果截石位无漏尿，应让患者站立位时重复压力试验。腹压增加时伴随尿液不自主流出为压力试验阳性，提示为压力性尿失禁；腹压突然增加后数秒钟尿道口才溢出或喷出较多尿液常由于腹压增加诱导的逼尿肌收缩所致，为急迫性尿失禁。

（2）指压试验

压力试验阳性时，应行指压试验，又称膀胱颈抬高试验。检查者以中指及示指伸入患者的阴道，大约在阴道前壁距离阴道口 4～5cm 处分开两指置于后尿道两侧，注意勿将两指压在尿道上，指尖位于膀胱与尿道交界处，向前上将膀胱颈抬高，再行诱发试验。压力性尿失禁现象消失则指压试验阳性，提示压力性尿失禁的可能性大。该检查主要用于了解患者压力性尿失禁的发生是否与膀胱颈后尿道过度下移有关，对尿道固有括约肌缺失型压力性尿失禁无诊断意义。在指压试验中，有时会因检查者手法错误直接压迫尿道而导致假阳性。

（3）棉签试验

棉签试验可用于测定尿道的轴向及活动度。患者取膀胱截石位，尿道外口消毒，检查者将一个消毒的细棉签插入患者的尿道内约 4cm，使棉签前端处于膀胱与尿道交界处，棉签前端应过膀胱颈，分别测量患者在 Valsalva 动作前后棉签棒与水平线之间夹角的变化。正常时棉签与水平线约成 - 5°～+10°。屏气后棉签保持原位置，表示尿道与膀胱解剖关系正常。如该角度＜15°，说明有良好的解剖学支持；如果＞30°或上行 2～3cm 说明膀胱颈后尿道过度下移，解剖支持薄弱；15°～30°时结果不能确定解剖学的支持程度。对＜30°而有压力性尿失禁者应进行进一步检查。

不合宜检查人群：尿道感染者。

检查时要求：①棉签应光滑，插入时勿用力过大，以免损伤尿道；②棉签长度以 10 cm 左右为宜，过短难以测量角度，过长外露部分可因自身重力下垂。

（4）尿垫试验

我国《女性压力性尿失禁诊断和治疗指南（2017）》推荐 1 小时尿垫试验，从试验开始患者不再排尿，持续 1 小时。试验前预先放置经称重的尿垫（如卫生巾），试验开始 15 分钟内患者喝 500 mL 白开水；之后的 30 分钟，患者行走，上下 1 层楼的台阶；最后 15 分钟，患者应坐立 10 次，用力咳嗽 10 次，原地跑步 1 分钟，拾起地面物体 5 次，再用自来水洗手 1 分钟。试验结束时，称重尿垫，要求患者排尿并测量尿量。漏尿量≥2 g 为阳性。

①轻度：2 g≤漏尿量＜5 g；②中度：5 g≤漏尿量＜10 g；③重度：10g≤漏尿量＜50 g；④极重度：漏尿量≥50 g。

（5）超声检查

超声检查包括腹部超声、会阴超声、阴道口超声、阴道超声、直肠超声及尿道内超声，通过检查与压力性尿失禁有关的解剖学改变，帮助临床医生进行诊断。超声检查具有无创、可重复、无射线照射且费用低的优点，近年被临床广泛应用。超声检查还能了解有无上尿路积水、膀胱肿瘤，同时明确患者的膀胱容量及剩余尿量。

超声检查对压力性尿失禁诊断的独特优势在于不仅可以检查女性尿道膀胱在静止期的图像及膀胱颈与耻骨联合的关系、膀胱尿道角度的大小，还可以观察腹压增加时及排尿时膀胱尿道解剖结构的动态变化。超声监测盆底结构的参数包括：①反映膀胱基底部与近端尿道成角情况的尿道膀胱后角；②尿道膀胱连接部距原点的距离；③膀胱角度及其在张力及缩肛状态下的旋转角度；④近端尿道及远端尿道形成的角度；⑤中段尿道内径等。Mouristen 提出诊断产后压力性尿失禁的超声学诊断指标：①静息状态下，膀胱颈角度≥95°；②膀胱颈的旋转角度≥20°；③膀胱颈至坐标原点的距离≤2.3 cm，当符合以上三点中的两点即可诊断为产后压力性尿失禁。Pregazzi 通过临床研究结果显示，膀胱颈活动度（UVJ-M）＞1 cm 也可以作为一个超声诊断标准诊断产后压力性尿失禁。

（6）尿流动力学检查

尿流动力学检查是在膀胱充盈和排空过程中测定表示膀胱和尿道功能的各种生理指标，当腹压增加时漏尿，伴有排尿困难或尿频、尿急等膀胱过度活动症状时需要进行尿流动力学检查，内容包括：①膀胱压力—容积测定；②腹压漏尿点压测定；③压力—流率测定；④尿道压力描记。

（四）治疗

我国《女性压力性尿失禁诊断和治疗指南（2017）》建议，压力性尿失禁患者推荐首先应进行非手术治疗。非手术治疗具有并发症少、风险小的优点，可减轻患者的尿失禁症状。非手术治疗包括：生活方式干预、治疗引起腹压增高的慢性疾病（如肥胖）、盆底康复治疗、药物治疗。非手术治疗也可用于手术前后的辅助治疗。当非手术治疗效果不佳，中重度压力性尿失禁严重影响患者的生活质量，伴有盆腔器官脱垂等盆底功能病变需行盆底重建时，可考虑手术治疗。

1.非手术治疗

（1）生活方式干预

又称行为治疗，主要包括减轻体重、减少饮用含咖啡因的饮料，避免久坐、久站、蹲位，避免强体力劳动（提重物、抱小孩），减少增加腹压的活动，保持大便通畅。

（2）慢性疾病的治疗

对于慢性咳嗽、腹型肥胖、便秘等疾病应给予治疗。

（3）盆底康复治疗

盆底肌训练是压力性尿失禁的一线疗法，应至少持续3个月。产后压力性尿失禁主要以轻中度尿失禁为主，产后42天至3个月是盆底康复的黄金时间，运用主动盆底肌训练（凯格尔运动）、电刺激和生物反馈等盆底康复治疗方法疗效显著。

康复治疗方案：压力性尿失禁患者治疗前应进行详细的检查和评估，检查患者是否存在尿道脱垂、Ⅰ型肌肌力情况、Ⅱ型肌肌力情况、是否存在Ⅱ型肌纤维反射延迟，根据不同情况制定不同的治疗方案。

1）盆底肌训练

医生通过触诊评估患者Ⅰ型肌和Ⅱ型肌的肌力情况，并教会患者正确进行凯格尔运动。Ⅰ型肌锻炼，缓慢收缩会阴及肛门达最大力持续3～5秒，缓慢放松持续3～5秒；Ⅱ型肌锻炼，最大力快速收缩会阴及肛门1秒后立刻放松1秒。进行凯格尔运动时可以选择卧、站、坐等多种体位，在训练过程中可以通过放置阴道哑铃等方法提高阴道触觉敏感性。良好的Ⅰ型肌肌力能够诱发Ⅱ型肌反射，所以原则上应先锻炼Ⅰ型肌，再锻炼Ⅱ型肌。除了盆底肌基础锻炼，对于产后压力性尿失禁患者还应该进行盆底肌特异性锻炼，可以有效预防压力性尿失禁，这个动作是在咳嗽前1秒或咳嗽的同时收缩盆底肌。文献报道，盆底肌训练的短期有效率可达50%～75%。但存在依从性差、训练技巧不易掌握的缺点，而且需达到相当的训练量才可能发挥疗效。

2）电刺激

通过盆底电刺激可以募集更多的肌纤维工作，增强盆底肌的力量，提高尿道闭合压来改善控尿能力。将盆底肌治疗代放置于阴道内，给予频率为 8～33Hz，脉宽为 320～740μs 的电刺激，进行 I 型肌被动训练，提高 I 型肌肌力，有利于诱发 II 型肌反射，给予频率为 20～50Hz，脉宽为 160～320μs 的电刺激，进行 II 型肌被动训练，尿道横纹括约肌大部分为 II 型肌纤维，提高 II 型肌肌力有利于快速反应时尿道横纹括约肌收缩，关闭尿道口，电刺激每次 20～30 分钟，每周 2～3 次。通过电刺激还可以促进局部血液循环，唤醒产妇本体感觉，恢复尿控神经反射。

3）磁刺激

磁刺激的作用原理与电刺激类似，是一种非创伤性的治疗方式，患者治疗时仅需坐在治疗椅上即可，非常方便。通过外部磁场反复地对终端运动纤维和运动终板进行活化，改变盆底肌群的活动，加强盆底肌的强度和耐力，进而达到治疗尿失禁的目的。但是医学界目前关于磁刺激的最佳刺激频率仍未达成共识。

4）生物反馈训练

给予 I 型肌、II 型肌及各种场景的生物反馈训练模块、A3 反射训练模块、会阴腹部协调收缩的生物反馈训练模块，每次 20～30 分钟，每周 2～3 次。生物反馈训练的目的是形成条件反射以完善控尿功能。

患者的主动盆底肌锻炼应贯穿在压力性尿失禁的康复治疗过程中，嘱咐患者回家进行凯格尔运动，但不主张进行大运动量练习，因为易造成盆底肌过度劳累而加重尿失禁症状，每天多次练习，每次以不劳累为准，同时在治疗过程中应动态评估尿失禁症状，及时调整治疗方案。

研究表明盆底康复治疗对于改善产后盆底肌肌力效果明显，而且采取不同训练方式效果也不完全一样。一项研究选择产后 42～60 天，盆底功能障碍性疾病患者 127 例，一组进行单纯凯格尔运动，另一组先给予电刺激治疗而后再给予生物反馈治疗，1 个疗程后复查，两组患者治疗前后盆底肌Ⅱ型肌肌力和Ⅰ型肌肌力均明显提高，产后盆腔器官脱垂症状有所改善，而且电刺激加生物反馈组Ⅰ型肌肌力提升优于单纯凯格尔运动组。刘娟等对60例产后压力性尿失禁患者通过盆底康复治疗仪进行生物反馈盆底肌治疗，总体有效率为88%（53/60），其中治愈率为38%（23/60），治疗前后盆底Ⅰ型、Ⅱ型肌力明显提升，治疗前后膀胱颈下降最大距离、膀胱后角度数变小，研究显示盆底康复治疗对于不同程度的产后压力性尿失禁治疗均有效，尤其是轻度患者治疗后满意程度和有效率更为显著。产后1年内发生的与分娩相关的压力性尿失禁由于病程时间短，且有一定的自愈倾向，故产后1年内是分娩相关压力性尿失禁的最佳治疗时段，因此对产后新出现的压力性尿失禁应进行及时干预。

2.手术治疗

当非手术治疗效果不佳，中重度压力性尿失禁严重影响患者的生活质量，伴有盆腔器官脱垂等盆底功能障碍性疾病需行盆底重建者，可考虑手术治疗。可以行尿道中段悬吊带术、经腹耻骨后膀胱颈悬吊术等手术，盆腔器官脱垂伴有压力性尿失禁需行盆底手术者，可同时行抗压力性尿失禁手术。

（五）治疗效果评估

1.治愈

自觉尿失禁症状消失。

2.缓解

自觉尿失禁症状减轻，每日漏尿次数减少≥1/2。

3.无效

自觉尿失禁症状无明显改善，漏尿次数无减少。

（六）预防

控制体重、保持健康的生活方式、孕中晚期主动进行盆底肌锻炼、产后及时进行盆底功能筛查和盆底康复锻炼可预防和减少产后压力性尿失禁的发生。

三、膀胱过度活动症

膀胱过度活动症（overactive bladder，OAB）是一种以尿急症状为特征的综合征，常伴有尿频和夜尿症状，可伴或不伴有急迫性尿失禁（UI）；在尿流动力学上可能是逼尿肌过度活动（detrusor overactivity，DO），也可能是其他的膀胱尿道功能障碍。中国女性膀胱过度活动症患病率为6.0%，50岁以上女性患病率增加到14.8%。膀胱过度活动症会影响患者的社交和睡眠质量，严重降低了患者的生活质量。

（一）病因

膀胱过度活动症发病机制不明，主要介绍以下四种学说。

1.神经源性学说

中枢神经、外周神经，尤其是膀胱传入神经的异常使得原始排尿反射无法得到抑制，继而促使逼尿肌反射亢进。

2.肌源性学说

由非神经源性病因所致，逼尿肌部分去神经化可导致逼尿肌平滑肌细胞的自发性收缩和肌细胞间的冲动传递增强，均可诱发逼尿肌不自主收缩，逼尿肌不稳定，收缩力降低，排空不全，产生膀胱过度活动症的症状。

3.膀胱感觉过敏

膀胱感觉的传入神经纤维包含有髓鞘的 Aδ 纤维和无髓鞘的 C 纤维。其中 Aδ 纤维对膀胱内压力变化比较敏感，C 纤维对化学性刺激和冷刺激比较敏感，膀胱黏膜及其周围神经纤维的病变可引起 Aδ 纤维兴奋阈值降低，而当膀胱受到化学性刺激或冷刺激时，C 纤维兴奋，使传入神经信号过强，在较小的膀胱容量（<100mL）下频繁地传入冲动到达排尿中枢必然会导致频繁的尿意。

4.尿道及盆底肌功能异常

妊娠、分娩、衰老等导致尿道括约肌松弛、盆底支持结构损伤，松弛的结缔组织失去对膀胱底牵拉感受器的支持，不能维持尿液的静水压，在较低的膀胱容量时感受器会被激活而引起排尿反射，膀胱底牵拉感受器过早激活而使膀胱处于不稳定状态，产生膀胱过度活动症的症状。

5.其他原因

如精神行为异常、女性雌激素水平下降、膀胱出口梗阻等。

（二）临床表现

首要表现为尿急，常在寒冷、紧张、听见流水声时会诱发，患者有突发、强烈且很难控制的排尿欲望，同时伴有尿频（每日排尿次数≥8次，夜间排尿次数≥2次，每次尿量<200 mL）、夜尿（夜间排尿次数≥2次）症状，可伴或不伴尿失禁，有的患者伴随下腹部疼痛，排尿后可缓解。

（三）诊断

膀胱过度活动症的诊断主要依据临床症状，并排除其他实质性疾病，如泌尿系感染、结石、肿瘤、间质性膀胱炎等。因此，它的每个症状（尿急、急迫性尿失禁、尿频和夜尿）都需要进行评定有、无，出现的频率、严重程度、影响因素及对生活质量的影响。根据2004年第三届国际尿失禁咨询委员会制定的评价规则，膀胱过度活动症的基本评价应包括完整的病史、直接的体格检查和适当的辅助检查。

膀胱过度活动症的诊断步骤分为筛选性检查和选择性检查。

1.筛选性检查

一般患者都应该完成的检查项目。

（1）病史

膀胱过度活动症是一种症状学诊断，因此对病史的询问非常重要，应了解发病的典型症状、相关症状、相关病史。

1）典型症状

包括尿急、尿频、夜尿等症状出现的时间及严重程度，可以通过排尿日记评估。

2）相关症状

包括排尿困难、尿失禁以及性功能状况、肢体运动、排便状况。

3）相关病史

包括泌尿系统疾病、妇科疾病及治疗史；盆腔脏器疾病及治疗史；神经系统疾病及治疗史；月经史；生育史。

（2）体格检查

包括一般体格检查和特殊体格检查。特殊体格检查涵盖腹部、盆腔、直肠、神经系统检查，以了解有无引起膀胱过度活动症的原发性因素。

（3）辅助检查

1）尿常规

通过尿常规排除泌尿系统感染导致的膀胱过度活动症症状。

2）排尿日记

通过排尿日记记录每天液体摄入情况和排尿时间、次数、每次尿量，可以明确患者是否存在尿频、夜尿等情况。

2.选择性检查

对不能明确膀胱过度活动症诊断或怀疑同时合并泌尿或生殖系统病变的患者应进行选择性检查。

（1）尿流率检查。

（2）泌尿系统超声检查（包括测残余尿）：通过测定膀胱残余尿，以排除是否因尿潴留导致膀胱过度活动症症状，通过B超检查排除膀胱肿瘤。

（3）症状问卷：膀胱过度活动症自我检测表、膀胱过度活动症状评分（overactive bladder symptom score，OABSS）等。

（4）病原学检查：疑有泌尿或生殖系统炎症者应进行尿液、尿道及阴道分泌物的病原学检查。

（5）细胞学检查：疑有尿路上皮肿瘤者进行尿液细胞学检查。

（6）膀胱镜检查：通过膀胱镜检查排除膀胱肿瘤及间质性膀胱炎。

（7）怀疑泌尿系统其他疾病者行尿路平片、静脉尿路造影、泌尿系内腔镜CT或者

MRI 检查。

（8）必要时可选择侵入性尿流动力学检查确定有无下尿路梗阻，评估逼尿肌功能。侵入性尿流动力学检查并非常规检查项目，但在以下情况时应考虑进行：①尿流率减低或剩余尿增多；②首选治疗失败或出现尿潴留；③在任何侵入性治疗前；④对筛选检查中发现的下尿路功能障碍需进一步评估。

加拿大泌尿协会（CUA）《膀胱过度活动症指南》中推荐对膀胱过度活动症患者进行综合评估（表 5-1）。①病史询问应该是评估膀胱过度活动症患者的第一步（证据强度 B 级）。②临床检查应是评估膀胱过度活动症患者的一部分（专家意见）。③患者问卷调查表是评估膀胱过度活动症患者困扰症状和生活质量的最合适方法（证据强度 B 级）。④排尿频率和液体摄入量记录应使用排尿日记进行，建议记录 3～7 天（证据强度 B 级）。⑤由于在泌尿道感染期间可能出现膀胱过度活动症症状，应在所有疑似膀胱过度活动症患者的初始评估中进行尿液检查（证据强度 C 级）。⑥对非复杂性膀胱过度活动症患者的初步评估，不推荐膀胱/肾脏超声（证据强度 C 级）、膀胱镜检查（证据强度 C 级）、CT/MRI（证据强度 C 级）、尿流动力学（证据强度 A 级）和残余尿测定（证据强度 B 级）。在进行病史和体格检查后诊断仍不明确，症状与检查结果不相关，或在有治疗失败史时，可进行其他检查（专家意见）。

表 5-1　证据强度

级别	描述
A 级	证据来自大量随机对照试验
B 级	证据来自低质量随机对照试验群，或者单一的随机对照试验
C 级	证据来自非随机对照试验
D 级	证据来自观察性研究或病例分析
E 级	证据来自个案研究或专家意见

（四）治疗

膀胱过度活动症的治疗原则是去除原发病，改善患者尿频、尿急、尿失禁症状，提高患者的生活质量。治疗方法有行为训练和改变生活方式、药物治疗、膀胱内治疗、神经调节、针灸治疗以及外科手术治疗等。

1.首选治疗

行为训练、生活方式指导以及物理治疗是膀胱过度活动症的首选治疗方法，可以联合其他治疗方式。

（1）行为训练

要以基本教育技巧为中心，使患者重新培养正常行为，重建尿控功能，需要长期坚持，因此在对膀胱过度活动症患者实施治疗前，必须强调患者教育的重要性，加强患者对本病的理解，克服紧张心理，使患者具有良好的依从性，能够接受治疗计划。

（2）生活方式指导

指导患者生活方式转变，包括液体摄入管理、减肥、戒烟、避免可能刺激膀胱的饮料和食物，如咖啡和含有咖啡因的饮料、碳酸饮料、辛辣食物等。日常的液体摄入量为每24小时饮8杯水，约1500 mL或每千克体重30 mL。为减少夜尿，建议患者晚6点后或睡前3～4小时减少液体摄入。

（3）膀胱训练

膀胱训练即通过改变患者的排尿习惯，有意识地延迟排尿和定时排尿以提高患者自行控制排尿的能力。一项回顾性研究表明膀胱训练能显著降低排尿和尿失禁次数，23%的患者排尿间隔延长、症状消失，36%的患者症状缓解。

医生指导患者进行膀胱训练时，起初应先根据患者自身情况制定一张固定时间间隔表（一般由排尿间隔1小时开始）定时排尿，排尿间隔逐渐延长，每周增加15～30分钟，直到排尿间歇达到2～3小时，每次排尿量大于300 mL为止。膀胱训练的目的在于有意识地主动抑制膀胱收缩，通过抑制排尿反射来减少不自主的逼尿肌收缩，从而降低膀胱敏感性，增加膀胱容量，改善膀胱过度活动症症状。低顺应性膀胱、充盈期末逼尿肌压大于40 cm H_2O 及严重尿频患者禁用膀胱训练法。

（4）盆底肌训练

有盆底肌主动锻炼（凯格尔运动）和盆底康复器（阴道哑铃）辅助训练两种，通过有意识地收缩盆底肌、阴道负重训练来强化盆底肌的功能。通过加强盆底肌的收缩可以抑制副交感神经的兴奋，抑制逼尿肌的不稳定收缩，尤其在有尿急感的时候通过连续的 A3 反射训练可以有效抑制尿急症状；通过盆底肌锻炼提高盆底肌力量，增加尿道括约肌闭合能力，可防止和减少尿失禁；通过盆底肌锻炼，提高盆底支持组织对膀胱底的支持，改善阴道松弛，恢复"蹦床"功能，避免膀胱底牵拉感受器过早激活而使膀胱处于不稳定状态。研究结果显示，增加盆底肌训练的强度和时间能抑制逼尿肌收缩，提高膀胱过度活动症患者对尿急、尿失禁的控制能力，长期的盆底肌训练能有效缓解膀胱过度活动症症状，而且对患者采取膀胱训练联合盆底肌训练治疗效果更显著。

（5）生物反馈治疗

生物反馈是一种主动盆底训练方法，通过生物反馈治疗仪采集盆底表面肌电信号活动，反映于体外仪器上，进行盆底肌电图的描记，把肌肉活动信息转化为听觉和视觉信号，通过语音提示或图像显示，使患者了解盆底肌的活动状态，学会正确而有意识地收缩盆底肌，并逐步形成条件反射的一种治疗方法。生物反馈能让患者从可视化的图形来了解自身的肌肉神经变化，科学地进行盆底肌训练，提高盆底肌训练的治疗效果。荟萃分析表明，膀胱过度活动症患者经生物反馈治疗后急迫性尿失禁症状显著改善。

（6）仿生物电刺激

在腹部膀胱底部位、腰骶部、阴道或者肛门放置表面电极片和腔内电极，通过低频电流对盆底神经和盆底肌的持续刺激形成冲动，兴奋交感通路并抑制副交感通路，进而抑制膀胱逼尿肌的收缩，降低膀胱逼尿肌的兴奋性，同时可以引起反射性尿道外括约肌收缩，协调逼尿肌与尿道括约肌，促进神经调节，从膀胱和尿道两方面加强控尿能力，达到满意的治疗效果。

（7）磁刺激

患者取俯卧位，通过在腰骶部（S2～S4 区域）进行磁刺激，影响神经通路活动，抑制膀胱逼尿肌的收缩。患者也可取坐位，通过刺激盆底肌被动收缩形成神经冲动，兴奋交感通路，抑制副交感通路，进而抑制逼尿肌收缩，可降低膀胱逼尿肌的兴奋性，增加膀胱容量。

产后膀胱过度活动症患者症状往往较轻，产后盆底功能有自我恢复的能力，通常根据患者不同情况制定个性化治疗方案，采用生活方式指导、膀胱训练、盆底肌训练+生物反馈+电/磁刺激三联疗法治疗后，大部分患者的症状能改善。

对于以下情况，可以选择其他治疗方案：①行为训练和改变生活方式治疗无效；②患者不能坚持治疗或要求更换治疗方法；③出现或可能出现不可耐受的副作用；④治疗过程中尿流率明显下降或剩余尿量明显增多。

2.二线治疗

药物治疗为膀胱过度活动症的二线治疗，治疗的目的主要是通过减轻症状来改善患者的生活质量。一线药物是托特罗定、曲司氯铵、索利那新。主要原理：①通过拮抗 M 受体抑制逼尿肌收缩，改善膀胱感觉功能及抑制逼尿肌不稳定收缩可能；②对膀胱的高选择性作用。其他可选药物有镇静药和抗焦虑药、钙通道阻断剂、前列腺素合成抑制剂及中草药制剂。在选择药物治疗时应优先考虑药物的安全性、有效性、可耐受性、可长期服用性，对于产后哺乳期女性还应考虑药物对婴儿的安全性。

国内一项研究对 83 例女性膀胱过度活动症患者给予四种不同的治疗方案，A 组为生物反馈治疗辅以盆底肌训练；B 组为电刺激辅以盆底肌训练；C 组为盆底肌训练；D 组为药物托特罗定治疗。通过排尿日记和 AUA 排尿症状评分来评价四组患者的治疗效果。研究结果显示四组均能有效改善患者的排尿症状，其中 A 组和 B 组改善程度优于 C 组，A 组、B 组和 D 组之间疗效无统计学差异，提示生物反馈辅以盆底肌训练、电刺激辅以盆底肌训练、盆底肌训练以及托特罗定对女性膀胱过度活动症均有不同程度的疗效，其中行为训练联合物理治疗要优于单独行为训练，行为训练联合物理治疗和药物治疗相比效果无差异，但行为训练联合物理治疗能避免药物治疗带来的副作用，因此对于产后膀胱过度活动症患者推荐行为训练联合物理治疗的方法。

3.其他治疗

（1）膀胱内治疗

膀胱内治疗是指通过向膀胱逼尿肌注射 A 型肉毒杆菌毒素，或向膀胱内直接灌注辣椒辣素、树脂毒素等药物，进行治疗的方法，有利于改善膀胱过度活动症症状，但有些药物灌注时副作用明显，如加剧耻骨上和会阴疼痛、膀胱痛、烧灼感、尿频和尿道感染等，因此这些药物的安全性和有效性，尤其对于产后膀胱过度活动症患者是否合适，尚待大样本临床对照试验评估。

（2）神经调节治疗

利用特定参数的电流刺激盆腔组织器官或支配它们的神经纤维和神经中枢，通过对效应器的直接作用或对神经通路活动的影响，以改善储尿或排尿功能。神经调节治疗具有简便、无创、价格便宜的优点，是针对产后膀胱过度活动症患者常用的治疗方法，常和生物反馈等方法联合。外周胫神经刺激（PTNS）、骶神经刺激（SNM）主要用于难治性膀胱过度活动症患者。

（3）针灸治疗

针灸不仅能调节盆腔内神经功能，还能调节中枢神经和自主神经功能，解除盆底肌和尿道括约肌的痉挛，调整膀胱的紧张度，使处于高度紧张状态的膀胱得以舒张，缓解和改善排尿异常。

（4）手术治疗

经其他治疗无效者可采用外科手术，有逼尿肌横断术、自体膀胱扩大术、肠道膀胱扩大术、尿流改道术，但医生应严格掌握手术指征，手术治疗仅适用于严重低顺应性膀胱、膀胱容量过小且危害上尿路功能的情况。

（五）治疗效果评价

1.治愈

尿急、尿频等症状消失，无急迫性尿失禁。排尿间隔＞2 小时，24 小时排尿次数＜8 次，夜间排尿＜2 次，且每次尿量＞200 mL。

2.显效

尿急、尿频症状缓解，排尿间隔较前延长，尿失禁次数减少，排尿量增加但尚未达到200mL。

3.无效

治疗后患者尿急、尿频症状无变化。

参考文献

［1］沈丹华.妇产科病理学诊断纲要[M].北京：科学出版社，2018.

［2］康宁.妇产科学（第8版）[M].西安：第四军医大学出版社，2013.

［3］丁岩.妇产科学临床实习指南[M].北京：科学出版社，2017.

［4］张玉泉，王华.妇产科学[M].北京：科学出版社，2016.

［5］王泽华，向阳.妇产科手术要点难点及对策[M].北京：科学出版社，2017.

［6］杜惠兰.中西医结合妇产科学[M].北京：中国中医药出版社，2016.

［7］卜豫宁，史淑霞.妇产科学实践技能指导[M].北京：科学出版社，2018.

［8］刘新民.妇产科手术学（第3版）[M].北京：人民卫生出版社，2011.